T0197274

Immun, fit und gesund – ohne Medikamente

Daniel Harbs

Immun, fit und gesund – ohne Medikamente

Über 100 Antworten von Ihrem Arzt

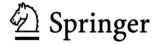

Daniel Harbs
Hamburg, Deutschland

ISBN 978-3-662-62750-1   ISBN 978-3-662-62751-8   (eBook)
https://doi.org/10.1007/978-3-662-62751-8

Die Deutsche Nationalbibliothek verzeichnet diese Publikation in der Deutschen
Nationalbibliografie; detaillierte bibliografische Daten sind im Internet über http://
dnb.d-nb.de abrufbar.

Lektorat/Planung: Christine Lerche
Fotonachweis Umschlag: © iStock.com / skodonnell

Springer ist ein Imprint der eingetragenen Gesellschaft Springer-Verlag GmbH, DE
und ist ein Teil von Springer Nature.
Die Anschrift der Gesellschaft ist: Heidelberger Platz 3, 14197 Berlin, Germany

Für Julia und Pauli

Vorwort

Vor einiger Zeit war ich mit meinem Bruder auf einer Restauranteröffnungsfeier in Hamburg. Im Laufe des Abends erfuhr ich von den Darmproblemen eines Gastes. Anfangs war es ihm noch etwas unangenehm, darüber zu reden, aber als er merkte, dass diese Problematik für mich alltäglich ist, schüttete er sein gesamtes Herz aus. Niemand konnte ihm bisher so richtig helfen. Nach dieser Abendanamnese hatte ich das Gefühl, dass seine Darmflora total durcheinander sei. Ich erklärte ihm über eine Stunde, was die Ursachen, Folgen und Therapiemöglichkeiten sein könnten. Vor 2 Wochen vereinbarten wir einen Termin in meiner Praxis. Mittlerweile hat er eine Darmreinigungskur gestartet, seine Ernährung geändert und hoffentlich auch das von mir empfohlene Sportprogramm gestartet.

Ich bin nun seit 20 Jahren Arzt und habe mich nach meiner Facharztausbildung auf die Teilgebiete Ernährungsmedizin, Sportmedizin, Mikronährstoffmedizin, Stressmedizin, Präventions- und Regenerationsmedizin spezialisiert. Es ist ein Beruf, der mir sehr viel Spaß macht, und deswegen freue ich mich auch immer, wenn man mir Fragen stellt. Ich beantworte die wirklich gerne. Das hat dazu geführt, dass ich beschlossen habe, dieses Buch mit den

Top-Fragen zu sechs Themenschwerpunkten (Weight Loss, Fitness, Mental Balance, Beauty, Detox und dem Immunsystem) zu schreiben.

Seit kurzer Zeit findet in der Medizin ein leichter Paradigmenwechsel statt.

Während früher erst therapiert wurde, als die Krankheit schon ausgebrochen war, wird jetzt zunehmend auf die Prävention geachtet. Krankheiten sollen also möglichst gar nicht erst ausbrechen. Das ist natürlich nicht immer so einfach. Studien belegen aber, dass gerade den Bereichen Bewegung (z. B. Rückenschmerzen, Bluthochdruck, Brust-/Dickdarmkrebs), Ernährung (Übergewicht, Darmprobleme) oder Stressreduktion (Erschöpfung, Burn-out) eine wichtige Rolle zugeordnet werden sollte. Für viele von Ihnen sieht der Tagesablauf aber folgendermaßen aus:

Sie hetzen mit dem Auto zur Arbeit, essen während der Fahrt ein Brötchen und trinken dazu einen Coffee to Go, was Sie sich vom Bäcker geholt haben. Im Büro setzen Sie sich erst einmal an den Schreibtisch und trinken den nächsten Kaffee. Mittags nehmen Sie eher ungesundes Kantinenessen zu sich und setzen sich dann wieder an den Schreibtisch. Am Nachmittag gibt es einen kleinen Snack wie Kuchen oder Plätzchen, dazu wieder einen Kaffee. Nach Betriebsschluss setzen Sie sich wieder in das Auto und fahren erschöpft nach Hause. Dann gibt es ein für Deutschland typisches Abendbrot. Nachts fällt Ihnen das Ein- oder Durchschlafen schwer, da Sie ständig an die betrieblichen Aufgaben denken müssen.

Zusammengefasst beinhaltet Ihr Tagesablauf: zu wenig Bewegung (häufig unter 500 m), viele Kohlenhydrate, keine Entspannungspausen, viel Säure, keine ausreichenden Vitamine/Mineralien, schlechten Schlaf und keine Regeneration.

Jeder Mensch sollte auf sich und seine Gesundheit mehr achten!

Dieses Buch soll Ihnen helfen, fitter und schlanker zu werden und mithilfe eines gestärkten Immunsystems besser mit Krankheiten umzugehen oder diese im Idealfall gar nicht erst zu bekommen, um insgesamt ein gesünderes Leben führen zu können. Und das ganze am besten ohne Medikamente.

Viele Patienten suchen aufgrund ihrer Beschwerden, weil sie nicht immer sofort Medikamente nehmen möchten, weil diese ihnen nicht wirklich geholfen haben oder weil sie dadurch Nebenwirkungen bekommen haben, Heilpraktiker auf.

Ich sehe mich als Arzt in einer Position zwischen der Schulmedizin und den Heilpraktikern – quasi ein Heilarzt, der dem guten ganzheitlichen Ansatz der Heilpraktiker nachgeht, aber dennoch bei entsprechender Notwendigkeit Medikamente nicht außer Augen lässt.

Hamburg, Deutschland   Daniel Harbs
im Juni 2021

Inhaltsverzeichnis

Über den Autor

Daniel Harbs wurde 1974 in Reinbek bei Hamburg geboren. Schon als Kind war es sein größter Traum, Arzt zu werden. Er studierte Medizin in Kiel, Zürich und Kapstadt.

Nach seinem Studium begann er seine Facharztausbildung zum Facharzt für Allgemeinmedizin und durchlief verschiedene Stationen wie Innere Medizin, Orthopädie, Chirurgie, Pädiatrie und Allgemeinmedizin.

Nach der Facharztausbildung arbeitete er in der Sportmedizin der Universität Hamburg und baute als stellvertretender ärztlicher Leiter die Sportmedizin an der Universitätsklinik in Hamburg Eppendorf mit auf.

Seit 2014 betreibt er seine eigene allgemeinmedizinische Privatpraxis in Hamburg Harvestehude und im Jahre 2018 gründete er die Intensemed Consulting GmbH. Mit seinem Expertenteam, das aus einer Sportwissenschaftlerin, einer Ökotrophologin, einer Fachfrau für betriebliches Gesundheitsmanagement und einer systemischen Coach besteht, berät er Unternehmen und Unternehmer für ein zukünftiges, gesünderes Leben.

Im Laufe seiner Ausbildung wurde Daniel Harbs schnell klar, dass es für ihn nicht ausreicht, Krankheiten nur medikamentös zu behandeln. Er wollte wissen, wie man diese vorbeugen oder auf natürliche Art bekämpfen kann. Er absolvierte zu diesem Zweck verschiedene Zusatzausbildungen. Dazu gehören Sportmedizin, Ernährungsmedizin, Akupunktur, Rettungsmedizin, dipl. Arzt für orthomolekulare Medizin (Mikronährstoffmedizin), dipl. Arzt im Fitness- und Gesundheitsstudio und dipl. Arzt für Präventionsmedizin und Anti-Aging.

Er ist Mitglied der Deutschen Gesellschaft für Sportmedizin, im Hamburger Sportärztebund, im Forum Orthomolekulare Medizin, der Gesellschaft für Bioimmuntherapie und Mikronutrition und der German Society of Anti Aging Medicine (GSAAM).

Dadurch hat er sich bundesweit eine Expertise aufgebaut, die er nun an die Leser dieses Buches weitergeben möchte.

1

Weight Loss – Das Wichtigste rund ums Abnehmen

*„Wenn du dich nicht änderst, wird sich
auch nichts ändern."*

(Sparky Anderson, US-amerikanischer Baseballspieler)

Warum nehme ich nach einer Diät immer wieder zu?

Das ist nämlich genau das Problem, wenn man kurzfristig
eine Diät macht, um schnell Gewicht zu verlieren. Wir
nehmen in der Regel zunächst nicht wie gewünscht an Fettmasse ab, sondern eher an Muskelmasse und Wasser. Durch
die Diät vermindert sich der Grundumsatz. Der Grundumsatz ist der Kalorienverbrauch, den Ihr Körper im Ruhe-
zustand hat. Er gibt die Energie an, die Sie täglich ver-
brauchten, wenn Sie sich gar nicht bewegen würden. Der
Körper reguliert sich bei Diäten, wie z. B. FDH („friss die
Hälfte"), selbst herunter, weil er merkt, dass er nicht mehr
genügend Futter bekommt. Wenn man dann die Diät be-
endet, nimmt man wieder mehr Kalorien zu, kann aber in

© Der/die Autor(en), exklusiv lizenziert durch Springer-Verlag GmbH,
DE, ein Teil von Springer Nature 2021
D. Harbs, *Immun, fit und gesund – ohne Medikamente*,
https://doi.org/10.1007/978-3-662-62751-8_1

Ruhe nur weniger verbrauchen. Dadurch hat man schnell sein ursprüngliches Gewicht wieder. Es kommt also zum allseits bekannten Jo-Jo-Effekt.

Zu solchen Diäten gehören auch solche, die gerne von den Stars propagiert werden. Wesentlich sinnvoller ist es, seine Ernährung komplett umzustellen. Wer abnehmen will, muss essen. Es kommt nur darauf an, was man isst. Es hat keinen Sinn, zu hungern.

Meine Empfehlung: Essen Sie drei Mahlzeiten am Tag mit jeweils einer Pause von 4–6 h dazwischen und abends keine Kohlenhydrate. Das bedeutet also kein Brot, keine Nudeln, keine Kartoffeln und kein Reis. Dadurch reduziert sich der Insulinspiegel, der jedes Mal ausgeschüttet wird, wenn Zucker im Blut auftaucht. Insulin ist das „Dickmacherhormon". Es hat die Aufgabe, den Zucker zu den Zellen zu transportieren. Leider hat es aber auch eine unerwünschte Folge. Insulin hemmt die Fettverbrennung. Wegen der Pausen zwischen den Mahlzeiten und des Verzichts auf Kohlenhydrate am Abend kann man in dieser Zeit wunderbar Fett verbrennen.

Ist Fasten gesund? Oder kann ich Eiweißshakes nehmen?

Von einer Fastenkur rate ich in der Regel ab, da eine dauerhafte Ernährungsumstellung sinnvoller ist als eine kurze Fastenkur. Beim Fasten erhält der Körper durch das Fehlen der Nahrung nicht mehr genügend Energie. Die Folge davon ist, dass er sich auf den Hungerstoffwechsel umstellt und nur noch auf Sparflamme brennt. Weil er nicht mehr genügend Energie von außen zugeführt bekommt, greift er seine eigenen Energiereserven an. Wir würden uns wünschen, dass er dann die Fettreserven an Bauch und Po angreift – das passiert aber nicht. Er holt sich seine Reserven aus der Leber und aus dem Muskel. Die Folge davon ist ein Verlust an Muskelmasse. Der Körper wird dadurch schlaffer.

Man fühlt sich evtl. erschöpft, kann Kopfschmerzen und ein Schwindelgefühl bekommen und leidet ggf. unter Schlafstörungen und Schweißausbrüchen.

Anders verhält es sich beim proteinmodifizierten Fasten, das meiner Meinung nach die bessere Methode ist.

Es gibt nämlich durchaus gute Proteinshakes, mit denen man sehr gut abnehmen kann. Beim proteinmodifizierten Fasten werden pro Tag zwei Mahlzeiten durch diese Eiweißshakes ersetzt. Hier kann das oben beschrieben Problem des Muskelverlustes umgangen werden, weil der Körper sich seine Proteine (Eiweiße) nicht mehr aus der Muskulatur holen muss, sondern diese durch die Shakes bekommt. Die Shakes sind in der Regel relativ arm an Kohlenhydraten, sodass kaum Insulin ausgeschüttet wird. Auch hier ist es wiederum sinnvoll, zwischen den Mahlzeiten 4–6 h Pause einzubehalten.

Welche Mahlzeit man ersetzt, lässt sich auch variieren und an den speziellen Tagesablauf abstimmen. Wenn Sie einmal abends zum Essen eingeladen sind, dann brauchen Sie nicht Ihren eigenen Shake mitzunehmen, sondern Sie ersetzen an dem Tag das Frühstück und das Mittagessen. Die Shakes gibt es in verschiedenen Geschmacksrichtungen, sodass für Abwechslung gesorgt ist. Für diejenigen, die etwas Herzhaftes essen möchten, gibt es auch verschiedene Suppen, und die Menschen, die etwas Festes beißen möchten, können auch einen Eiweißriegel essen. Die Effektivität des proteinmodifizierten Fastens konnte in vielen verschiedenen Studien nachgewiesen werden. Neben dem hochwertigen Eiweiß sollten die Shakes auch die wichtigen Vitamine und Mineralien enthalten.

Ich persönlich trinke sehr gerne mittags einen Shake, da ich häufig in der Zeit nicht zum Essen komme.

Was genau ist Intervallfasten?

Wie der Name Fasten schon suggeriert, handelt es sich hierbei um eine Nahrungskarenz, und zwar im Intervall. Es wird also über einen bestimmten Zeitraum gefastet und dann darf man wieder essen. Es gibt drei Arten des Intervallfastens (Tab. 1.1). Als erstes möchte ich die 1-zu-1-Strategie erwähnen. Bei dieser Art des Intervallfastens wechseln sich ein Essenstag und ein Fastentag immer wieder ab. Die zweite Art des Intervallfastens wäre dann der 5-zu-2-Ansatz. Hier folgen auf 5 Essenstage 2 Tage des Fastens. Die dritte und auch bekannteste Möglichkeit, das Intervallfasten durchzuführen, ist die 16-zu-8-Strategie. Hierbei ist es am Tage für 8 h erlaubt, Nahrung zu sich zu nehmen, und in den restlichen 16 h wird gefastet.

Welche Methode nun am besten ist, kann man nicht genau sagen. Das müsste jeder für sich selber herausfinden. Es gibt aber Hinweise, die zeigen, dass die Compliance beim 16-zu-8-Intervallfasten am besten ist. Compliance be-

Tab. 1.1 Die drei Formen des Intervallfastens

1:1	5:2	16:8
Fasten- und Essenstage wechseln sich täglich ab	Zwei nicht aufeinanderfolgende Fastentage pro Woche Kalorienrestriktion von 500 kcal an den Fastentagen	Während eines Tages darf innerhalb von 8 h gegessen werden
Keine Kalorienaufnahme an den Fastentagen	Es darf also trotzdem etwas Leichtes gegessen werden	Nahrungsverzicht in den verbleibenden 16 h

deutet in der Medizin die Bereitschaft, eine Therapie wahrzunehmen und auch dabeizubleiben. Das lässt sich nicht unbedingt durch Studien belegen, sind aber meine Erfahrungen aus der Praxis von meinen Patienten und auch von mir selbst.

Was aber passiert beim Intervallfasten? Wenn der Körper für eine längere Zeit keine Nahrung bekommt, wechselt er vom Zucker- auf den Fettstoffwechsel. Glukose ist ja der Hauptenergielieferant. Wenn Glukose aber nicht mehr ausreichend zur Verfügung steht, muss der Körper eine Lösung finden, damit er weiter funktionieren kann. Das tut er, indem er Triglyzeride, die meistens ausreichend im Fettgewebe vorhanden sind, in Fettsäuren aufspaltet und dann in die energiereichen Ketonkörper umwandelt. Zu den Ketonkörpern gehören Aceton, Acetoacetat und Beta-Hydroxybutyrat (BHB).

Außerdem werden durch das Intervallfasten die Werte von Glukose, Insulin und Fetten im Blut verbessert, womit vielen Erkrankungen wie Diabetes oder Bluthochdruck vorgebeugt werden kann. Eine etwas längere Nahrungskarenz wirkt sich zudem positiv auf eine stille Entzündung aus. Das ist im Übrigen auch eine häufig gestellt Frage, die ich deswegen gesondert in Kap. 6 zum Immunsystem beantworte.

Als weiterer Vorteil des Intervallfastens möchte ich noch das Prinzip der Autophagie erwähnen. Das ist griechisch und bedeutet so etwas wie selbst „aufessen". Wobei der Körper sich zum Glück nicht komplett selber verspeist, sondern nur die alten oder defekten Zellen angreift. Es ist also quasi ein Recyclingprozess, mit dem auch die Entstehung von Tumoren reduziert werden kann.

Was ich aber besonders betonen möchte: Wenn Sie sich dafür entscheiden, ein Intervallfasten zu starten, dann bedeutet das nicht, dass Sie in der Essensphase alles essen dürfen, was Sie möchten. Vielmehr ist es wie immer in der

Ernährungsmedizin ratsam, sich ausgewogen und gesund zu ernähren. Eine Ernährungsumstellung ist deswegen auch hier absolut wichtig.

Was ist Leberfasten?

Das Leberfasten ist eine von dem Ernährungswissenschaftler Dr. Nicolai Worm entwickelte Methode, die nichtalkoholtoxische Leberverfettung zu behandeln. Ausführlich schreibt er darüber in seinem Buch *Leberfasten nach Dr. Worm.*

Zunächst möchte ich die Leber einmal genauer vorstellen. Sie ist ca. 1,5 kg schwer und befindet sich unterhalb des Rippenbogens im rechten Oberbauch. In der Regel ist sie nicht tastbar, wenn sie nicht vergrößert ist. Wenn man aber tief einatmet und sich das Zwerchfell senkt, tritt sie unterhalb des Rippenbogens hervor. Deswegen sagt der Arzt auch: „bitte mal tief einatmen", wenn er den Bauch abtastet. Die Leber ist ein wichtiges Stoffwechsel- und Entgiftungsorgan, kann aber durch eine ungesunde Ernährung mit zu viel Zucker oder durch Alkohol verfetten. Normalerweise liegt der Fettgehalt in der Leber bei 5 %. Ab einem Fettgehalt von 5,5 % sprechen wir von einer Fettleber. Eine verfette Leber kann der Kontrolle des Blutzuckers nicht mehr so gut nachgehen. Das wiederum führt zu einem Anstieg des Insulinspiegels und schließlich zu einer Insulinresistenz. Daraus resultieren ein erhöhter Blutzuckerspiegel und eine weitere Einlagerung von Fett. Vor allem geschieht das in der Bauchregion, was dann als ungesundes Bauchfett bezeichnet wird. Als langfristige Folgen können dann Diabetes, Bluthochdruck, Herzinfarkt, Schlaganfall oder Nierenerkrankungen entstehen.

Alkohol ist nicht so häufig die Ursache für eine Fettleber wie die zuckerhaltige Ernährung. Sie dürfen also ruhig weiter – natürlich in Maßen – Alkohol zu sich nehmen. Insgesamt ist die nichtalkoholische Leberverfettung gar nicht so selten. In Deutschland leidet 15–30 % der Bevölkerung daran. Bei 40 % dieser Gruppe entsteht im Verlauf eine Fettleberhepatitis, also eine Entzündung der Leber. Wenn man jetzt nichts tut, kommt es zu einer Fibrose, also zu einem bindegewebigen Umbau bis hin zum Leberversagen oder einem Leberkrebs.

Wer unter unspezifischen Symptomen wie Müdigkeit oder Schmerzen im rechten Oberbauch klagt, der sollte sich von seinem Arzt diesbezüglich einmal genauer untersuchen lassen. Dieser misst den Taillenumfang, den Body-Mass-Index (BMI), die Leberenzyme und schaut sich die Leber im Ultraschall an. Eine verfette Leber erscheint im Ultraschall nämlich heller als normal.

Das Gute ist: Eine Leberverfettung lässt sich durch entsprechende diätetische Maßnahmen gut rückgängig machen. Und hier kommt nun das angesprochene Leberfasten ins Spiel.

Dr. Worm empfiehlt dafür eine deutliche Einschränkung der Kalorienzufuhr über 14 Tage. Das geschieht durch einen proteinbetonten Shake, der u. a. auch Beta-Glukane enthält. Das sind lösliche Ballaststoffe aus dem Hafer, der schon seit jeher von Ärzten und Ernährungswissenschaftlern bei Diabetikern in Form der sog. Hafertage eingesetzt wird. Zusätzliche Inhaltsstoffe sind Inulin, Vitamin E, Cholin, Omega-3-Fettsäuren, L-Carnitin und Taurin. Dieser Shake wird 3-mal pro Tag als Mahlzeitenersatz eingenommen, immer mit einer Pause von 4–6 h dazwischen.

Gemüse, allerdings ohne Stärke, als Rohkost, Salat und ein wenig Pflanzenöle dürfen bei zwei Shakemahlzeiten zusätzlich eingenommen werden.

Die Folgen dieses Leberfastens sind ein Rückgang der Leberfette, ein Abbau der Insulinresistenz, eine verbesserte Glukosetoleranz und ein Rückgang der allgemeinen Entzündung. Probieren Sie es mal aus. Ihre Leber wird es Ihnen danken.

Was hat es mit Light-Produkten auf sich?

Viele Menschen denken, dass sie aufgrund von Light-Produkten abnehmen können. Hier irren sie leider gewaltig. Wissenschaftler der Purdue University in Indiana, USA, zeigten in einer Studie, dass es bei diesen Produkten aufgrund des fehlenden Zuckers verstärkt zu Heißhungerattacken kommt. Der Körper versucht den geringeren Energiegehalt, der durch die Light-Produkte verursacht wird, durch mehr Essen auszugleichen. Durch die Süßstoffe wird der Körper getäuscht und der Insulinspiegel steigt an. Es gibt aber für das ausgeschüttete Insulin keinen Zucker zum Abbau, wodurch der Blutzuckerspiegel stark sinkt. Dadurch wiederum kommt es zu Heißhungerattacken.

Bei dem Experiment aus dem Jahre 2008 konnte nachgewiesen werden, dass Ratten, die ihre Nahrung mit Süßstoffen zugesetzt bekamen, am Ende dicker waren als ihre Artgenossen, die ihr Futter mit echtem Zucker bekamen.

Eine weitere an der Texas University durchgeführte Studie konnte 2011 dieses Ergebnis bestätigen.

Häufig steht auf den Verpackungen der Vermerk „fettarm". Uns Kunden soll dadurch suggeriert werden, dass es sich um ein gutes Produkt handelt, mit dem man nicht zunehmen kann. „Fettarm" sagt allerdings überhaupt nichts über den Zucker- oder den Kaloriengehalt aus und so kann es durchaus vorkommen, dass Sie trotzdem nicht abnehmen oder dass Sie sogar zunehmen.

Einer meiner Patienten konnte partout nicht abnehmen, obwohl er viel Sport getrieben und sich auch gesund ernährt hatte. Nach einigem Nachbohren hat er zugegeben, dass er jeden Tag eine Cola in der Light-Fassung getrunken hat. Nachdem er sie weggelassen und durch Wasser ersetzt hatte, sind die Pfunde wie von selbst gepurzelt.

Woher kommen meine Heißhungerattacken?

Auch Heißhungerattacken können durch Insulin ausgelöst werden: Durch Insulin wird ja der Blutzuckerspiegel gesenkt. Hohe Insulinspiegel senken allerdings den Blutzuckerspiegel so stark, dass Heißhunger entsteht. Wenn man also abnehmen möchte, sollte man dringend darauf achten, den Insulinspiegel nicht zu stark in die Höhe schießen zu lassen.

Heißhungerattacken können aber auch durch einen Serotoninmangel entstehen.

Serotonin gehört zu den Neurotransmittern. Es ist also für das Gehirn, aber auch für das Herz-Kreislauf-System und für den Darm ein Botenstoff. In unserer Gesellschaft wird es auch als „Glückshormon" bezeichnet. Serotonin wird nach 20 min Jogging ausgeschüttet und entsteht bei Tageslicht. Es wirkt zudem auch appetitregulierend.

Ein Mangel kann entstehen, wenn die Aminosäure Tryptophan, aus der das Serotonin gebildet wird, nicht ausreichend im Körper vorhanden ist. Tryptophanhaltige Lebensmittel sind besonders Milch, Weizenkeime, Haselnüsse oder verschiedene Käsesorten wie z. B. Emmentaler.

Zur Produktion des Serotonins werden aber auch verschiedene Mikronährstoffe benötigt. Bei einem Mangel an Vitamin B6 oder Zink wird die Herstellung von Serotonin gemindert. Bei einem Serotonindefizit muss man also ggf. die notwendigen Mikronährstoffe oder das Tryptophan substituieren, also ersetzen.

Vielleicht liegt eine große Lust auf z. B. Schokolade aber auch an einem Magnesiummangel. Der Kakao, aus dem die Schokolade hergestellt wird, ist nämlich sehr magnesiumreich. Es könnte also durchaus sein, dass der Körper diesen Mangel ausgleichen möchte und deshalb nach Schokolade verlangt. Magnesium hat auch einen positiven Einfluss auf die Muskulatur. Sportler kennen das, wenn sie Magnesium gegen Krämpfe einnehmen. Frauen leiden häufiger mal während ihrer Periode an Unterleibskrämpfen. Auch hier kann Magnesium helfen. Deswegen wird vielleicht gerade während dieser Zeit etwas mehr Schokolade konsumiert. Eine etwas gesündere Möglichkeit wäre aber, den Magnesiummangel auszugleichen. Hierzu später mehr in dem Abschnitt zu Magnesiummangel (Abschn. „Wie kommt es zu Muskelkrämpfen?").

Fruchtsäfte statt Cola über den Tag verteilt trinken. Ist das besser?

Das ist leider ein Fehldenken, dem so mancher erliegt, der abnehmen möchte. Fruchtsäfte haben einen enorm hohen Zuckeranteil, der zum Teil sogar noch höher ist als der von Cola. Und eine Dose Cola enthält schon den Gegenwert von 10 Würfelzuckern.

Schauen Sie doch am besten mal auf die Nährwerttabelle der Fruchtsäfte. Um einen Würfelzucker wieder abzubauen, muss man übrigens 500 Schritte gehen. Das wären für eine

Dose Cola, aber auch Orangen- oder Apfelsaft, 5000 Schritte. Haben Sie einmal getestet, wie viele Schritte Sie pro Tag gehen?

Selbst wenn kein Zucker dem Saft zugesetzt wird, enthält er doch eine Menge an Fruchtzucker. Wer also während des Trainings seine Apfelsaftschorle trinkt, hemmt durch den Zuckeranteil die Fettverbrennung, denn meistens wird in einem Verhältnis gemischt, in dem der Saftanteil den Wasseranteil deutlich überwiegt. Eine Stunde Training kann dadurch komplett zunichte gemacht werden.

Des Weiteren befindet sich in Fruchtsäften auch kein hoher Vitaminanteil, da sich die Vitamine beim Obst unter der Schale befinden, damit die Frucht vor Oxidation, also vor dem Faulen, geschützt wird. Und ich habe noch nie gehört, dass jemand Fruchtsäfte mit Schale trinkt.

Wenn man abnehmen möchte, ist ein gutes Mineralwasser mit einem hohen Natrium- und Hydrogenkarbonatanteil deutlich effektiver.

Warum ist es sinnvoll, Wasser zu trinken, wenn man abnehmen möchte?

Es gibt drei gute Gründe, warum es sinnvoll ist, Wasser zu trinken, wenn Sie abnehmen möchten.

Erstens wird durch ein Glas Wasser vor der Mahlzeit die Magenwand gedehnt und dem Gehirn dadurch ein Zeichen gegeben, dass der Magen schon etwas gefüllt ist. Dadurch setzt das Sättigungsgefühl eher ein.

Zweitens wird häufig Hunger mit Durst verwechselt. Wenn man also zwischen den Mahlzeiten Hunger verspürt, sollte man ein Glas Wasser trinken. Das bremst den „Hunger" und hat keine Kalorien. Deswegen ist Wasser auch unbedingt Säften und Saftschorlen vorzuziehen.

In einer Studie der Universitätsklinik Charité in Berlin stellten die Wissenschaftler drittens fest, dass durch Wasser der Stoffwechsel aktiviert wird. Dadurch können zusätzlich 100 kcal verbraucht werden. Die meisten Patienten, die ich in meiner Praxis untersuche, trinken leider viel zu wenig. Grob kann man sagen, dass man pro Tag ca. 30 ml pro Kilogramm Körpergewicht trinken sollte. Und zwar am besten Wasser. Das heißt also, dass eine Person mit einem Körpergewicht von 80 kg ca. 2,4 l pro Tag trinken sollte. Rechnen Sie für sich einmal nach. Kommen Sie bei Ihrem Körpergewicht auf die erforderliche Menge?

Gibt es gute und schlechte Kostverwerter?

Die gibt es tatsächlich. Wie der Wissenschaftler John Di-Baise in seinem Review 2008 zusammenschrieb, belegten verschiedene Studien, dass es im Darm Bakterien, die Firmicuten, gibt, die anders als andere Bakterien (Bacteroideten) Ballaststoffe spalten können. Es entstehen dabei Zucker und kurzkettige Fettsäuren. Bei Übergewichtigen kommen die Firmicuten häufig doppelt so oft vor wie bei schlanken Personen, also in einem Verhältnis von 8:1 statt 4:1. Aufgrund dieser besser spaltenden Eigenschaft nehmen diese Personen bis zu 200 kcal zusätzlich pro Mahlzeit auf als andere, die genau die gleiche Menge zu sich nehmen.

Bei einer Studie am Tiermodell konnten Forscher 2012 ermitteln, dass adipöse Mäuse einen höheren Anteil von kurzkettigen Fettsäuren im Stuhl hatten. Sie reflektieren damit die höhere Energiegewinnung aus den nichtresorbierbaren Kohlenhydraten. Je geringer also der Firmicutenanteil im Darm ist, desto geringer ist auch das Körpergewicht. Diagnostizieren lässt sich das ganz einfach über eine Stuhlprobe.

Schließlich gelang es dänischen Wissenschaftlern 2013, die Wichtigkeit des Mikrobioms auch am Menschen zu beweisen. Hierfür untersuchten sie die Stuhlproben von 169 übergewichtigen und 123 schlanken Menschen. Das Ergebnis war, dass Probanden mit einer geringen Bakterienvielfalt zum einen eher zu Entzündungen und zum anderen durch eine erhöhte Insulinresistenz eher zum Diabetes neigten und auch mehr an Gewicht zunahmen.

Häufiges Händedesinfizieren wie es aktuell von Nöten ist, hindert unseren Körper daran, mit schädlichen Mikroben fertigzuwerden.

Das soll jetzt nicht heißen, dass Sie sich den Maßnahmen der Händedesinfektion total widersetzen sollten, aber wir müssen uns überlegen, wie wir an unsere Bakterien alternativ herankommen.

Hierzu gehören zum einen das Essen von fermentierter Nahrung wie Sauerkraut, Kefir oder Kombucha, zum anderen auch die Einnahme von speziellen Darmbakterien als Kapsel.

Übrigens: Der Darm und das Gehirn sind über das Nervensystem und das endokrine, also das hormonelle System miteinander verbunden.

Nehmen Männer leichter ab als Frauen?

Das ist tatsächlich so und dafür gibt es unterschiedliche Gründe. Zum einen haben Männer das Hormon Testosteron, das Enzyme freisetzt, die Fett abbauen, und zusätzlich baut es auch noch Muskelmasse auf. Eine vergrößerte Muskelmasse erhöht den Grundumsatz, sodass Männer auch in Ruhe mehr Kalorien verbrennen können. Bei Frauen hingegen sorgt das Hormon Östrogen eher für eine

Fettspeicherung, die wichtig ist als Reserve für Schwangerschaft und Stillzeit. Männer speichern generell weniger Fett als Frauen.

Des Weiteren hat eine Studie in New York gezeigt, dass Männer besser als Frauen in der Lage sind, Hunger zu verdrängen. Sie können das Hirnareal, das für das Hungergefühl verantwortlich ist, über Gedanken beeinflussen und dadurch den Hunger quasi wegdenken.

Falls „Frau" mal wieder Appetit zwischendurch auf Süßigkeiten bekommen sollte, ist es empfehlenswert, an die letzte eingenommene Mahlzeit zu denken. Das funktioniert allerdings nur, wenn diese Mahlzeit nicht länger als 3 h her ist, da sonst der Hunger zu groß ist.

Kann es sein, dass ich aufgrund meiner Schilddrüse nicht abnehme?

Das kann tatsächlich eine Ursache sein.

Die Schilddrüse befindet sich beim Menschen im vorderen Halsbereich und hat die Form eines Schmetterlings. Sie besteht aus einem rechten und einem linken Schilddrüsenlappen, die beide über einen kleinen Steg miteinander verbunden sind. Die von ihr gebildeten Schilddrüsenhormone, Trijodthyronin (T3) und Thyroxin (T4), regen den Kohlenhydrat- und Fettstoffwechsel im Körper an. Werden sie nicht mehr ausreichend produziert, verlangsamt sich der gesamte Stoffwechsel. Dadurch vermindert sich der Energiebedarf, und Sie legen – bei unveränderter Nahrungszufuhr – an Gewicht zu. Sie fühlen sich schlapp und müde und sind nicht mehr belastbar.

Weitere typische Symptome der Schilddrüsenunterfunktion sind ständiges Frieren, Trägheit, Konzentrationsschwäche, depressive Verstimmungen, aber auch dünner werdendes Haar. Die Unterfunktion ist häufig angeboren, kann sich aber durch Veranlagung, Krankheit oder Einnahme von Medikamenten auch erst im Laufe des Lebens entwickeln. Die Schilddrüse vergrößert sich und kann sichtbarer oder tastbarer werden, bekannt auch als Kropf.

Durch eine Blutuntersuchung kann der Arzt die Schilddrüsenunterfunktion genau diagnostizieren. Bestimmt wird bei dieser Methode das Thyreoidea-stimulierende Hormon, kurz TSH, das in der Hirnanhangdrüse gebildet wird. Das ist nämlich bei Patienten mit einer Hypothyreose, also einer Schilddrüsenunterfunktion, zu hoch. TSH hat die Aufgabe, die Schilddrüse zu stimulieren, damit sie mehr Hormone bilden kann. Sie müssen sich das so vorstellen. Es gibt dafür im Körper einen Rückkopplungsmechanismus. Wenn die Schilddrüse zu wenig T3 und T4 produziert, merkt das der Körper irgendwann. Er sendet ein Signal zurück an das Gehirn, dass es mehr Hormone benötigt, weswegen dann mehr TSH gebildet wird. Wenn aber die Schilddrüse nicht mehr in der Lage ist, weitere Hormone zu produzieren, geht der TSH-Wert immer weiter hoch. Ab einem Wert von 4 mlU/l spricht man schon von einer latenten Hypothyreose.

Nicht vergessen sollte man aber auch die Spurenelemente Jod und Selen. Sie sind enorm wichtig für die Funktion der Schilddrüse.

Ohne Jod können die Schilddrüsenhormone gar nicht erst gebildet werden. Nun gehört Deutschland leider zu den jodärmsten Ländern in Europa, es ist in unseren Böden kaum noch vorhanden. Zu den jodhaltigen Nahrungsmitteln gehören die Fische Seelachs, Kabeljau und Scholle, Milch und Eier. Mittlerweile wurde in Deutschland auch das Speisesalz jodiert, sodass dem Mangel hierdurch entgegengewirkt werden konnte.

Selen wiederum wird benötigt, um das T4 in seine aktive Form, das T3, umzuwandeln. Außerdem verstärkt ein Selenmangel die Gefahr, an einer Hashimoto-Thyreoiditis zu erkranken. Dabei handelt es sich um eine autoimmune Schilddrüsenentzündung, bei der der Körper fehlgeleitet wird und Antikörper gegen sein eigenes Gewebe bildet.

Fehlen also die Spurenelemente Jod und Selen, kann das die Ausbildung einer Schilddrüsenunterfunktion mit all seinen Symptomen verstärken.

Was sind Nahrungsmittelunverträglichkeiten? Können sie beim Abnehmen hinderlich sein?

Bei einer Nahrungsmittelunverträglichkeit reagiert der Körper auf ein oder auch mehrere Lebensmittel mit einer Abwehrreaktion. Dabei werden Antikörper gebildet, die sich gegen das Nahrungsmittel und gegen den Körper richten.

Das Fettgewebe produziert darüber hinaus Botenstoffe, die die Produktion von Entzündungsproteinen anregen. Diese sorgen zusammen mit den Antikörpern für eine stärkere Abwehrreaktion und greifen gleichzeitig in den Energiestoffwechsel ein, der sich dann stark verlangsamt. Dadurch nimmt man natürlich auch schlechter ab.

Das Tückische an den Unverträglichkeiten ist, dass sie im Gegensatz zu Allergien nicht sofort wahrgenommen werden. Sie treten häufig erst nach einigen Tagen auf. Die Symptome sind v. a. Unwohlsein, Bauchschmerzen sowie eine unregelmäßige Verdauung. Oft wird dies aber nicht mit den jeweiligen Lebensmitteln in Verbindung gebracht.

Unverträglichkeiten können gegen jedes Lebensmittel entwickelt werden. Besonders häufig sind Getreide, Milch und Hülsenfrüchte die Auslöser dafür. Im Verdachtsfall können die Antikörper im Blut nachgewiesen werden.

Ich nehme in diesem Fall für meine Patienten in der Regel zuerst einen Präscreen im Labor vor. Hierbei werden die sog. IgG-Antikörper von zunächst nur bestimmten Nahrungsmitteln wie Weizen, Haselnuss, Kuhmilch, Ei, Tomate, Ananas und Senf bestimmt. Sind die Werte erhöht, folgt automatisch im Anschluss eine weiterführende Diagnostik von zusätzlich 87 Nahrungsmitteln. Natürlich kann man auch noch viel mehr bestimmen, meiner Erfahrung nach ist aber dieser Test ausreichend, weil er die wichtigsten Lebensmittel erfasst.

In diesem Zusammenhang möchte ich die relativ bekannten Unverträglichkeiten gegen Milchzucker und Fruchtzucker erwähnen.

Die Laktose- bzw. Fruktoseintoleranz, die bei manchen Menschen vorliegt, beruht auf einem Mangel an den jeweiligen Enzymen, die die Zucker spalten sollen. Das eine Enzym heißt Laktase. Es katalysiert die Spaltung von Laktose. Bei vielen Menschen in Asien steht dieses Enzym nicht ausreichend zur Verfügung, und auch in Europa verlieren einige schon in ihrer Kindheit die Fähigkeit, es in einer ausreichenden Menge zu bilden. Wenn man nun trotzdem laktosehaltige Milchprodukte konsumiert, wird der nicht abgebaute Milchzucker im Darm von den dort ansässigen Bakterien verstoffwechselt. Die daraus entstehenden Stoffwechselprodukte können die typischen Beschwerden wie Blähungen oder Durchfall verursachen. Ca. 10–15 % der Bevölkerung in Deutschland leidet an einer Laktoseintoleranz.

Diagnostizieren kann man die Laktoseintoleranz über einen Atemtest. Mittlerweile gibt es auch fertige Testkits für den Hausgebrauch, sodass meine Patienten nicht in der Praxis warten müssen. Ein laktosehaltiges Pulver wird mit Wasser vermischt getrunken und dann zu bestimmten Zeiten in ein Röhrchen gepustet. Mithilfe einer Auswertung im Labor lässt sich bestimmen, ob eine ausreichende Menge an Laktase im Körper vorhanden ist. Es gibt aber auch einen Gentest, der zeigt, ob eine Veranlagung hierfür besteht.

Gehören Sie nun zu dieser Patientengruppe, gibt es verschiedene Möglichkeiten. Entweder Sie lassen in Ihrer Nahrung die Milchprodukte weg oder Sie kaufen sich laktosefreie Milch. Es gibt aber auch Produkte, in denen die Laktase integriert wurde. Diese sind dann meistens mit +L gekennzeichnet.

Bei der Fruktoseintoleranz verhält es sich ähnlich, nur dass hierbei das Enzym Fruktose-1-Phosphat-Aldolase B fehlt, das den Fruchtzucker spalten soll.

Was sind die besten Öle? Welche Aufgaben haben die Omega-3-Fettsäuren?

Omega-3-Fettsäuren+ sind meist mehrfach ungesättigte Fettsäuren, die für den Körper lebensnotwendig sind. Sie sollten in ausreichender Menge mit der Nahrung aufgenommen.

Einen relativ hohen Anteil dieser Fettsäuren haben Leinöl, Rapsöl, Hanföl, Chiaöl und Walnussöl, aber auch fettige Fische wie Hering, Aal, Lachs und Makrele.

Diese Tiere enthalten im Gegensatz zu Pflanzen die Omega-3-Fettsäuren EPA und DHA. Sie sollten sie daher möglichst 2-mal pro Woche auf dem Speiseplan haben oder aber über die Pflanzen so viel Alpha-Linolensäure (ALA) zu sich nehmen, dass aus dieser EPA und DHA hergestellt werden kann. Das geschieht aber leider nicht ausreichend, da wir nicht genügend Enzyme dafür haben. Es werden hieraus nur ca. 10 % in EPA und DHA umgewandelt.

Aber was machen EPA und DHA überhaupt. Da diese beiden Omega-3-Fettsäuren so wichtig sind, möchte ich auf sie etwas genauer eingehen. DHA ist die Abkürzung für die Docosahexaensäure und EPA steht für Eicosapentaensäure.

Verschiedene Studien haben gezeigt, dass sie positive Effekte auf den Fettstoffwechsel haben und Cholesterin und Triglyzeride senken können. Die American Heart Association (AHA) empfiehlt seit 2019 in einer neuen Leitlinie die Einnahme von Omega-3-Fettsäuren bei Patienten mit einer Hypertriglyzeridämie. Außerdem wirken sie antientzündlich (besonders hilfreich bei rheumatischen Erkrankungen oder chronisch entzündlichen Darmerkrankungen), können den Blutdruck senken, modulieren den Hormonstoffwechsel und stabilisieren die Zellmembran. Sie verbessern die Gefäßfunktion und die Verengung der Bronchien bei Asthma, wirken regulierend auf die Entwicklung des zentralen Nervensystems (wichtig für schwangere und stillende Frauen) und sie reduzieren die Gefahr, dass eine neurodegenerative Erkrankung wie die Alzheimer-Demenz entstehen kann. Denn auch hier kommt es im Frühstadium zu einer Entzündung mit einer Schädigung der Synapsen, was dann letztlich zur Demenz führt. Eine neuere Studie hat zudem gezeigt, dass es durch EPA zu einem Anstieg von BDNF kommt. Das steht für Brain-derived Neurotrophic Factor und ist ein Wachstumsfaktor für das Nervensystem.

Omega-3-Fettsäuren haben also ihre Berechtigung in der Prävention und in der Therapie von chronischen Erkrankungen. Durch eine zusätzliche Einnahme als Kapseln könnte der medikamentöse Einsatz von Blutdruckmitteln, Statinen oder entzündungshemmenden Mitteln wie Ibuprofen oder Diclofenac mit all ihren Nebenwirkungen vermindert werden.

Wer keine Fischölkapseln einnehmen möchte, weil er vielleicht den fischigen Geschmack nicht mag, der kann auf Krillöl zurückgreifen. Es vermischt sich im Magen und schwimmt nicht wie Fischöl an der Oberfläche. Dadurch macht es sich beim Aufstoßen nicht so unangenehm bemerkbar. Krillölkapseln haben eine bessere Bioverfügbarkeit. Das bedeutet, dass sie vom Körper besser aufgenommen werden können. Sie können, da für die Aufnahme keine Gallensäure benötigt wird, auch von Menschen mit Fettverdauungsstörungen besser aufgenommen werden. Sie sind allerdings auch teurer als Fischölkapseln.

Was ist von einer Obstdiät zu halten?

Obst ist gesund und enthält wichtige Vitamine. Wer aber denkt, dass eine reine Obstdiät oder Obst zwischen den Mahlzeiten zum Abnehmen taugt, der irrt sich. Erstens ist es eine sehr einseitige Ernährung und dem Körper fehlen dadurch wichtige andere Nahrungsbestandteile und zweitens enthält Obst auch Zucker und damit wird Insulin ausgeschüttet. Wie in Abschn. „Warum nehme ich nach einer Diät immer wieder zu?" erwähnt, wird durch das Insulin die Fettverbrennung gehemmt. Wer also Obst essen möchte, sollte das als Nachtisch zu den Mahlzeiten nehmen, wenn der Zuckerspiegel im Blut ohnehin erhöht ist. Vielleicht aber auch als Alternative zu anderen Kohlenhydraten.

Wer unbedingt etwas Süßes essen möchte, sollte aber eher zum Apfel greifen als zur Schokolade. Ein Apfel entspricht ungefähr dem Zuckergehalt von zwei Stückchen Schokolade.

Generell ist Gemüse eine bessere Alternative zum Obst.

Macht Alkohol dick? Funktioniert eine Bierdiät?

Auch ein regelmäßiger Alkoholkonsum kann den Taillenumfang vergrößern. Alkohol enthält viele Kalorien und hemmt zudem die Fettverbrennung. Er sollte daher nur in Maßen getrunken werden.

Eine Studie zeigte zudem, dass Biertrinker mehr Bauchfett hatten als Weintrinker. Zwar sei dieser Unterschied
nicht extrem, aber das Fett im Bauchraum ist stoffwechsel-
aktiv und kann Entzündungen im Körper begünstigen. Dadurch steigt zusätzlich das Risiko für Krebs, Diabetes oder
Herz-Kreislauf-Erkrankungen. Besonders im Rotwein finden sich zumindest noch gesunde Pflanzenstoffe.

Ein Autor berichtet in seinem Buch, dass er mit einer
Bierdiät in 5 Monaten 10 kg abgenommen habe. Sein
Motto war: friss die Hälfte der Hälfte und trink ein Bier
dazu. Oder auch zwei – das ist natürlich sehr trivial. Es geht
darum, sich ausgewogener zu ernähren und auf fett- und
kohlenhydrathaltige Beilagen zu verzichten – mit Bier! Allerdings benötigt auch die Leber einmal eine Pause. Generell ist zu sagen, dass der Autor durch seinen Verzicht an
fett- und kohlenhydrathaltigen Beilagen abgenommen hat.
Ob er tatsächlich nur Fett abgenommen hat, hätte man
durch eine BIA-Körperfettmessung verifizieren müssen.
Wenn man nur noch die Hälfte isst, nimmt man, wie in
Abschn. 1.1 erwähnt, auch an Muskelmasse ab.

Was ist eine Körperfettmessung?

Eine Körperfettmessung ist die Messung der Körper-
komposition. Eine sehr gute Methode, die Muskelmasse,
die Fettmasse und den Wassergehalt zu differenzieren, ist
die bioelektrische Impedanzanalyse (BIA).

Besonders in der Ernährungsmedizin und der Sport-
wissenschaft gilt die BIA als Goldstandard. Hierbei zeigt
sich zum Beispiel, ob ein Mensch überhaupt genug Muskelmasse hat, um Fett zu verbrennen. Sollte das nicht der Fall
sein, sollte man durch eine proteinreiche Ernährung und
ein Muskeltraining erst einmal Muskelmasse aufbauen,

denn in der Muskulatur befinden sich die Mitochondrien, die „Brennöfen" des Körpers. Wenn Sie eine Ernährungsumstellung durchführen möchten, lässt sich mit der Körperfettmessung darstellen, ob Sie auch an der richtigen Stelle abnehmen. Sie wollen ja Fett verlieren und nicht Muskelmasse – die sollte nämlich möglichst konstant bleiben.

Neben der Fett- und Muskelmasse wird aber auch der Wasserhaushalt bestimmt. Genauer noch: Mithilfe dieser Messung wird nämlich auch zwischen intra- und extrazellulärer Flüssigkeit unterschieden. Hierfür wird ein schwacher Wechselstrom in den Körper geleitet, den Sie aber gar nicht bemerken.

Die einzelnen Körperkompartimente haben eine unterschiedliche Leitfähigkeit und setzen dem Wechselstrom jeweils einen anderen Widerstand entgegen, sodass Fett, Muskeln und Wasser einzeln aufgeschlüsselt werden können. Um das zu verdeutlichen, habe ich eine BIA-Auswertung beigefügt (Abb. 1.1).

Der Body-Mass-Index gibt einen ersten Überblick über den Ernährungszustand des Patienten. Genauer gesagt berechnet er das Verhältnis von Gewicht zur Körpergröße. Er wird über folgende Formel bestimmt:

BMI = Körpergewicht (in kg) geteilt durch Körpergröße (in m) zum Quadrat.

Der BMI sagt einem aber nicht, wie die Verteilung von Muskeln, Fett und Wasser im Körper ist. So kann zum Beispiel ein sehr muskulöser Mann einen hohen BMI-Wert haben, ohne krankhaft übergewichtig zu sein.

In unserem Beispiel hat der 43 Jahre alte Mann einen BMI von 33,3 kg/m². Es sieht so aus, als ob der Mann adipös sei, was sich durch die weiteren Bilder auch bestätigen lässt. Die prozentuale Fettmasse liegt bei ihm nämlich bezogen auf die Körpergröße bei 37,8 % und damit im roten Bereich. Außerdem hat er mit 4,9 l einen deutlich zu hohen

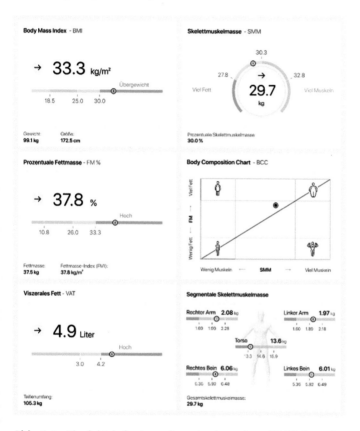

Abb. 1.1 Bioelektrische Impedanz Analyse eines 45-jährigen Patienten. (Quelle: Seca, mit freundlicher Genehmigung)

Wert beim sog. viszeralen Fettgewebe. Das ist das Fettgewebe, das im Bauchraum lokalisiert ist und eine große Gefahr für die Entstehung von Diabetes oder Herzkreislauferkrankungen darstellt.

Die Auswertung der Skelettmuskelmasse zeigt das Gewicht derjenigen Muskeln, die für die aktive Bewegung des Körpers eingesetzt werden, also die Muskeln der Arme, der Beine und des Torso. Diese Werte werden über die Software mit anderen Personen desselben Alters, Geschlechts, BMI und Ethnie verglichen.

In unserem Beispiel hat der Mann einen zu geringeren Muskelanteil im Torso.

Mittels des sog. Body Composition Chart sehen wir das Verhältnis von Fett- und Muskelmasse in einem Koordinatensystem. Grundsätzlich können wir in dieser Grafik vier verschiedene Typen unterscheiden:

- oben rechts: aktive Menschen mit Adipositas,
- unten rechts: muskulöse Athleten und Sportler,
- unten links: schlanke, magere Menschen,
- oben links: passive Menschen mit Adipositas.

Der Bereich in der Mitte kennzeichnet den Durchschnitt. Es gibt bei dieser Messung der Körperzusammensetzung noch verschiedene andere Auswertungen, auf die wir hier nicht einzeln eingehen können. Generell ist zu sagen, dass dieser Patient auf jeden Fall durch eine Ernährungsumstellung und zusätzliche sportliche Betätigung seinen Körperfettanteil reduzieren sollte.

In der untenstehenden Tabelle (Tab. 1.2) ist zu sehen, welcher Körperfettanteil normal ist. Der Körperfettanteil unterscheidet sich nämlich in den Altersklassen und darf ruhig etwas höher sein, wenn man älter wird.

Den niedrigsten prozentualen Körperfettanteil, den ich jemals gemessen habe, war übrigens der von einem Eishockeyspieler von den Hamburg Freezers, damals noch in der Bundesliga spielend. Er betrug 6 %. Dieser Eishockeyspieler war wirklich ausgesprochen durchtrainiert. Das muss nicht unbedingt Ihr Ziel sein, aber für den einen oder anderen wäre es sicherlich sinnvoll, etwas abzunehmen.

Tab. 1.2 Normale Körperfettanteile (in % bezogen auf das Körpergewicht) von Frauen und Männern nach Altersgruppen unterteilt

	Frauen			Männer	
Alter (Jahre)	Gut	Mittel	Hoch	Gut	Mittel
20–24	22,1	25,0	29,6	14,9	19,0
25–29	22,0	25,4	29,8	16,5	20,3
30–34	22,7	26,4	30,5	18,0	21,5
35–39	24,0	27,7	31,5	19,3	22,6
40–44	25,6	29,3	32,8	20,5	23,6
45–49	27,3	30,9	34,1	21,5	24,5
50–59	29,7	33,1	36,2	22,7	25,6
Über 60	30,7	34,0	37,3	23,3	26,2

Soll ich Appetitzügler nehmen und, wenn ja, welche?

Wenn überhaupt, dann rate ich nur zu natürlichen Appetitzüglern. Dazu gehören selbstverständlich die Ballaststoffe. Das sind Kohlenhydratverbindungen, die der Körper nicht verdauen kann. Sie fördern die Verdauung und machen länger satt. Der Energiegehalt ist dabei relativ niedrig. Diese Ballaststoffe sind in fast allem Pflanzlichen, das man essen kann: Obst und Gemüse, besonders Erbsen, Bohnen, Kohl und Beeren, Nüsse und Vollkornprodukte.

Ballaststoffe werden in wasserlösliche und wasserunlösliche Ballaststoffe unterteilt. Sie haben unterschiedliche Auswirkungen auf den Körper. Die Löslichen haben einen Einfluss auf die Viskosität, also die Zähigkeit des Speisebreis, und können daher die glykämische Antwort verbessern, d. h., eine Verbesserung der Regulierung des Blutzuckerspiegels erreichen. Auch haben Ballaststoffe positive Auswirkungen auf den Choleteringehalt im Blut und durch die Bindung von Ammoniak werden die Nieren entlastet und weniger Harnsäure gebildet.

Eine vermehrte Zuführung von Ballaststoffen ist zur Prävention von Erkrankungen wie Diabetes, koronare Herzkrankheit (KHK) oder Gicht durchaus sinnvoll. Zudem stimulieren die löslichen Ballaststoffe die Bakterien im Dickdarm, besonders die Bifidobakterien und Milchsäurebakterien. Die positiven Eigenschaften der guten Darmflora werden in diesem Buch noch hinreichend erörtert.

Gerne möchte ich Ihnen hier ein paar Ballaststoffe genauer vorstellen, die man zusätzlich noch einnehmen kann.

Fangen wir mit der Akazienfaser an. Das sind Fasern vom Akazienbaum, auch Gummiarabikumbaum genannt. Diese Fasern bewirken eine langsame Fermentierung, also Gärung der Nahrung, und haben im Vergleich zu anderen Ballaststoffen den Vorteil, dass sie keine Blähungen auslösen. Während der Fermentierung entsteht ein Stoff, der sich Butyrat nennt. Dieses Salz der Buttersäure ist eine wichtige Nahrungsquelle für unsere Darmbakterien und essenziell für eine gute Gesundheit. Das Butyrat legt sich auch wie ein Schutzfilm auf die Schleimhaut und macht dadurch Nahrungsmittel und auch Kaffee verträglicher.

Gallensäuren werden in der Leber produziert, um Fette besser zu verdauen. Sie helfen aber auch beim Ausschwemmen von Giften. Akazienfasern wiederum helfen bei der Ausscheidung dieser Giftstoffkomplexe. Wenn nicht genügend Ballaststoffe vorhanden sind, müssen die Giftstoffe von der Leber rückresorbiert werden, wodurch diese stärker belastet wird. Aufgrund ihrer besonders hohen Bindungsfähigkeit können Gifte und pathogene Keime besser ausgeschieden werden. Hinzu kommt noch, dass die Gallensäureproduktion in der Leber weiter gefördert wird, wodurch Cholesterin verbraucht wird und das Risiko, an Gallensteinen zu erkranken, gemindert wird.

Es gibt allerdings auch einen Nachteil. Aufgrund der beschriebenen hohen Bindungsfähigkeit, können auch Mineralien vermehrt ausgeleitet werden. Deswegen sollte man bei einer längerfristigen Einnahme von Akazienfasern unbedingt auf seinen Mineralstoffhaushalt achten.

Falls Sie eine Fruktoseunverträglichkeit haben, kann es mitunter auch zur Entwicklung einer Ballaststoffunverträglichkeit kommen. Dann vertragen Sie Akazienfasern nicht so gut und sollten sie zunächst nicht zusätzlich einnehmen.

Als nächstes kommt dann das Pektin. Dieser Stoff befindet sich häufig in der Schale von Obst und Gemüse. Besonders reich an Pektinen sind Orangenschalen mit einem Pektingehalt von ca. 30 %. Nun sind Orangeschalen aber leider ungenießbar. Zum Glück gibt es aber auch den Apfel, bei dem wir die Schale mitessen können. Der Pektingehalt von Äpfeln beträgt ca. 15 % Ebenfalls reich an Pektinen sind Leinsamen. Alternativ kann man Pektin aus Orangenschalen als natürliche Quelle in Nahrungsergänzungsmitteln zu sich nehmen. Pektin hat neben den bereits erwähnten Vorteilen von Ballaststoffen noch weitere erwähnenswerte Vorteile. Es schützt die Magenschleimhaut vor einem Geschwür und wirkt sogar antikanzerogen, d. h., es schützt vor Krebs. In der Lebensmittelindustrie wird der Geliermitteleffekt von Pektin übrigens zur Herstellung von Marmelade genutzt.

Psyllium sind Flohsamen. In den Flohsamen befinden sich Schleimstoffe, die eine sehr hohe Wasserbindungskapazität haben. Sie quellen in Wasser auf und erhöhen ihr Volumen um das 10- bis 20-Fache. Noch besser geeignet sind Flohsamenschalen (40-fach). Das hat den positiven Effekt, dass der Stuhl voluminöser und weicher wird. Die Darmtätigkeit wird durch die größere Stuhlmasse angeregt und Flohsamen helfen dadurch gut bei Verstopfung. Aber auch bei dem Gegenteil, nämlich bei Durchfällen, haben sie ihren Nutzen. Da sie ja Wasser binden, verlängert sich die Passagezeit.

Zu den unlöslichen Ballaststoffen gehören die Zellulose, z. B. in Weizenkleie, Lignin aus Getreidekörnern und die resistente Stärke, die in höherer Menge in Kartoffeln, Hülsenfrüchten, Vollkornbrot oder Mais vorhanden ist.

Die Finger sollte man auf jeden Fall von jeglicher Art der unnatürlichen Appetitzügler lassen. Hierzu gehören auch die Amphetamine, die in den 1960er-Jahren häufiger zur Unterdrückung des Appetits eingesetzt wurden. Diese Substanzen führen zu einer psychischen Abhängigkeit und zu erheblichen Nebenwirkungen. Auf dem freien Markt sind sie nicht mehr erhältlich und auch absolut nicht zu empfehlen.

Es gibt aber einige weitere natürliche Stoffe, die über die Stärkung des Stoffwechsels teilweise auch den Appetit zügeln können.

Gibt es spezielle Stoffe, die meinen Stoffwechsel aktivieren?

Eine häufige Frage in der Hausarztpraxis ist, wie man seinen Stoffwechsel aktivieren kann. Der Verzicht, oder die Reduktion von Zucker wurde hier schon häufiger erwähnt. Es gibt aber ein paar Stoffe, die den Stoffwechsel zusätzlich anheizen können und dadurch die Fettverbrennung zusätzlich anregen.

Hier sind grüner Tee oder Grünteeextrakt zu nennen. Im Grüntee ist ein Bitterstoff enthalten, der sich EGCG nennt, das steht für Epigallocatechingallat. Da das sehr kompliziert ist, bleibe ich der Einfachheit halber bei der Abkürzung EGCG. Studien haben gezeigt, dass dieses Antioxidans nicht nur antivirale und antikanzerogene Eigenschaften besitzt, also bei viralen Infekten und Krebs helfen kann, sondern auch die Thermogenese erhöht. Hierbei handelt es sich um die körpereigene Wärmeproduktion, die dadurch erhöht wird. Das bedeutet, dass der Körper insgesamt mehr Kalorien verbrennt, da diese als Wärme abgestrahlt werden.

Im grünen Tee ist zudem auch noch Koffein enthalten, das zusätzlich die Thermogenese anregt und somit den Kalorienverbrauch erhöht. Des Weiteren verbessert Koffein aber noch die Lipolyse. Darunter versteht man die Spaltung von Fettgewebe in einzelne Fettzellen. Das bedeutet also, dass Fett besser abgebaut werden kann.

Eine 2009 durchgeführte Studie untersuchte in einer Metaanalyse den Effekt von Grüntee auf die Gewichtsreduktion und berichtete, dass der Hüftumfang bei übergewichtigen Diabetikern durch eine 3-monatige Einnahme deutlich reduziert werden konnte. Außerdem bewiesen sie, dass es gegen den Jo-Jo-Effekt helfe. EGCG kann nämlich die Adipogenese hemmen. So wird die sog. Genexpression positiv beeinflusst, die nach Reduktionsdiäten normalerweise zu einem vermehrten Aufbau von Fettgewebe führt.

Cholin ist ein weiterer Stoff, der den Stoffwechsel verbessern kann. Es handelt sich um eine wasserlösliche, organische Verbindung, die weder als Vitamin noch als Mineral eingestuft wird. Da er vom Körper nicht selbst gebildet wird, muss er mit der Nahrung aufgenommen werden. Wir finden Cholin z. B. in Eigelb, Fleisch und Innereien sowie in einer geringen Menge in grünem Gemüse.

Verschiedene Studien haben gezeigt, dass Cholin eine positive Wirkung auf die Nerven-, Gehirn- und Muskelfunktion hat.

Doch wir sind hier beim Thema Stoffwechsel – was also kann Cholin Gutes dafür tun?

Genauso wie Koffein und EGCG spaltet Cholin auch die Fette. In Form des Alpha-Glycerylphosphorylcholin, das auch als Alpha-GPC bezeichnet wird, kann es oral (über den Mund) zugeführt werden und hat eine höhere Bioverfügbarkeit. Es wird aus dem Blut besser aufgenommen und steht dem Körper in einer höheren Konzentration zur Verfügung. Alpha-GPC hat die Fähigkeit, das Wachstumshormon zu stimulieren. Hierauf werde ich in einem eigenen Abschnitt (Abschn. „Können Sie mir etwas über das Wachstumshormon erzählen?") zurückkommen.

Eine interessante Studie zeigt die Wirkung von Cholin bei Athleten, die vor einem Wettkampf ihr Körpergewicht reduzieren sollten, um in einer niedrigeren Gewichtsklasse antreten zu können. Hierfür nahm man 15 Taekwondo- und 7 Judokämpferinnen und verabreichte einer Hälfte eine Zeitlang Cholin und der anderen Gruppe nichts. Es konnte bewiesen werden, dass die Gruppe, die das Nahrungsergänzungsmittel einnahm, im Vergleich zur Kontrollgruppe ihr Körpergewicht deutlich reduzierte – und das ganze ohne Nebenwirkungen.

Als nächstes komme ich zu einem Stoff, der aus dem schwarzen Pfeffer bekannt ist: dem Piperin. Es hat viele wundervolle Effekte auf den Körper. Piperin steigert die Produktion der Endorphine, der Hormone, die glücklich machen. Dadurch verbessert sich die Stresstoleranz und die kognitive Funktion des Gehirns wird positiv beeinflusst. Man kann besser lernen und sich besser erinnern. Außerdem hemmt Piperin den Abbau von Dopamin und Serotonin, was einen zusätzlichen Nutzen für den Menschen darstellt, weil dadurch die Motivation und Zufriedenheit gefördert werden. Alle scharfen Substanzen, so auch das Piperin, aktivieren den Stoffwechsel. Forscher aus Südkorea haben in einer Studie herausgefunden, dass im Labor gezüchtete Zellkulturen, denen Piperin zugeführt wurde, weniger Fett produzierten als diejenigen ohne den „Scharfmacher". Im nächsten Schritt konnte sogar bewiesen werden, dass das Piperin Gene in den menschlichen Zellkulturen hemmte, die normalerweise aus Fettvorläuferzellen Fettzellen bildeten.

Das in den Chilischoten vorkommende Capsaicin ist ein weiterer „Scharfmacher", der ebenfalls den Stoffwechsel anregt. Hier haben Studien wie die der Universität von Maryland gezeigt, dass es sowohl während als auch nach einer Diät die Fettverbrennung ankurbelt. Capsaicin hat aber noch weitere wunderbare Effekte auf unseren Körper. Es reguliert nämlich auch den Blutzucker, was besonders für Diabetiker einen enormen Vorteil hat. Zudem schützt es die Leber, senkt den Cholesterinspiegel und verdünnt das Blut.

Untersucher aus Belgien haben in einer Studie beweisen können, dass der bioaktive Pflanzenstoff zusätzlich den Appetit hemmt, weshalb weniger Kalorien aufgenommen wurden.

Besonders interessant sind auch die vielfältigen Studien von der Wirkung des Capsaicins auf verschiedene Krebszellen wie Brustkrebs, Prostatakrebs, Bauchspeicheldrüsenkrebs und weitere. Daher ist es sehr empfehlenswert, Capsaicin als Kapsel während der Therapie einzunehmen bzw. zu verzehren.

Denjenigen, die unter Erektionsstörungen leiden, sei gesagt, dass auch hier die Chilischote helfen kann. Die Azteken hatten schon bemerkt, dass die Schärfe eine vermehrte Durchblutung verursacht. In einer Studie wurde zudem bewiesen, dass bei impotenten Männern diejenigen eine Erektion bekamen, denen zuvor eine Capsaicin-Infusion verabreicht wurde.

Kommen wir jetzt zum Himbeerketon: Dieser sekundäre Pflanzenstoff, auch Raspberryketon genannt, ist derzeit in den USA sehr beliebt. Das liegt zum einen daran, dass er den Stoffwechsel erhöht, zum anderen hat er auch die Eigenschaft, dass er die Produktion von Adiponectin im Körper erhöht. Adiponectin wird auch als das Schlankheitshormon bezeichnet, weil es den Fettabbau reguliert. Fett wird also vermehrt für die Energiegewinnung eingesetzt. Außerdem verbessern die Ketone die Wirkung von Noradrenalin und dieses Hormon verringert den Körperfettanteil in unserem Körper, indem es die Aufspaltung von

Fett unterstützt. Dadurch steht uns dann mehr Energie zur Verfügung, was besonders in Stresssituationen sehr hilfreich sein kann.

Als letzte Substanz möchte ich Ihnen noch das Synephrin vorstellen. Es handelt sich um einen Pflanzenstoff, der in der Schale und im Fruchtfleisch der Bitterorange vorkommt. Wissenschaftler von der Harvard University konnten beweisen, dass auch mit kleineren Mengen an Synephrin der Kalorienverbrauch um 30 % gesteigert werden konnte. Besonders interessant ist, dass der Bitterorangestoff ein Gegenspieler von Rezeptoren ist, die die Fettverbrennung in den Zellen hemmen. Und genau diese Rezeptoren befinden sich an den sog. Problemzonen. Werden also diese Rezeptoren gehemmt, kann am Po, an den Hüften oder an den Oberschenkeln das sonst so hartnäckige Fett besser verbrannt werden.

Mit Abstrichen kann auch Carnitin dazugezählt werden. Darauf gehe ich in einem gesonderten Abschnitt (Abschn. „Wie sinnvoll ist L-Carnitin für Sportler?") näher ein.

Generell sollten Sie jedoch darauf achten, dass Sie es nicht übertreiben, wenn Sie diese Stoffwechsel-Booster nicht als Nahrung, sondern als Nahrungsergänzungsmittel einnehmen möchten. Einige Produkte, gerade aus den USA, sind leicht überdosiert und können zu Nebenwirkungen führen. Am besten besprechen Sie eine solche Einnahme vorher mit einem Spezialisten.

Was passiert, wenn ich regelmäßig Fertigmahlzeiten zu mir nehme?

Menschen, die sich überwiegend von Fertiggerichten ernähren, nehmen täglich zwischen 15–20 % mehr Kilokalorien zu sich als diejenigen, die ihr Essen frisch zubereiten.

Nehmen wir einmal die drei Hauptübeltäter Zucker, Fett und Salz etwas genauer unter die Lupe, die häufig in Fertigprodukten in einem höheren Maß vorhanden sind.

Dass Zucker dick macht, wissen wir alle. Und auch, dass er zu Zahnproblemen führen kann. Er kann aber auch eine Ursache von Schlafstörungen, Konzentrationsproblemen und Müdigkeit sein. Zucker kann sogar zu Depressionen führen. Außerdem kann Zuckerkonsum die Ursache für Magen-Darm-Probleme sein und das Immunsystem schwächen. Der Zucker macht den Körper anfälliger für Erkrankungen. Zu guter Letzt lieben Pilze den Zucker und man unterstützt dadurch den Pilzbefall. Der Tagesbedarf von Zucker liegt bei 25 g.

Fertigprodukte erhalten häufig leider auch eine Menge an ungesundem Fett. Es wird in der Lebensmittelindustrie gerne eingesetzt, weil es gut konserviert und ein hervorragender Geschmacksverstärker ist, zudem ist es auch noch recht billig. Bedauerlicherweise hat Fett aber eine Menge Kalorien und selbst wenn man ursprünglich ein gutes Fett eingesetzt hat, wird es durch den Herstellungsprozess, bei dem zum Teil hohe Temperaturen benötigt werden, zu einem gesundheitsschädlichen Fett. Sie sollten pro Mahlzeit nicht mehr als 20 g und pro Tag nicht mehr als 60 g Fett zu sich nehmen.

Salz ist chemisch Natriumchlorid, also eine Verbindung aus den Elementen Natrium und Chlor. Natrium wird in der Niere rückresorbiert und mit ihm auch Wasser. Dadurch hat man mehr Volumen in den Gefäßen und die Entstehung von Bluthochdruck wird begünstigt. Eine salzreduzierte Kost kann für solche Menschen und für Patienten mit Nierenproblemen sehr wichtig sein. Verstehen Sie mich hier bitte nicht falsch, ich bin kein Salzfeind. Ich sehe auch häufig Patienten bei mir in der Praxis, die eher zu wenig Körperwasser und Gewebsflüssigkeit haben. Für diese Menschen wäre z. B. ein Mineralwasser mit etwas höherem

Natriumanteil empfehlenswert. Der empfohlene Salzbedarf liegt bei ca. 6 g/Tag.

Wenn wir uns nun den Gehalt von Zucker, Fett und Salz in einer Tiefkühlpizza anschauen, sehen wir schnell, dass wir schon mit einer einzigen Mahlzeit ganz nahe oder sogar über dem empfohlenen Tagesbedarf liegen. In einer Pizza kann bis zu 14 g Zucker enthalten sein. Der durchschnittliche Gehalt von Salz liegt bei 5,1 g, der von Fett bei 34,5 g, und das bei 847 Kalorien.

Der Nährstoffgehalt in Fertigessen ist äußerst gering. Zum einen werden häufig billige Rohstoffe verwendet, die ohnehin schon recht arm an Nährstoffen sind und die durch die Verarbeitung noch weiter vermindert werden, zum anderen werden mit der Zubereitung in der Mikrowelle auch noch die letzten Nährstoffe vernichtet. Man könnte also sagen, dass wir damit „totes Essen" zu uns nehmen.

2

Fitness – Das Wichtigste für Bewegung und Sport

„Erfolg hat drei Buchstaben: TUN."

(Johann Wolfgang von Goethe)

Wie oft und wie lange muss ich in der Woche Sport treiben, um abzunehmen? Und um fit zu sein?

Erst einmal kommt es darauf an, ob man zur Gruppe der Sportanfänger gehört, also gar keinen bis nur wenig Sport gemacht hat, oder ob man schon etwas mehr Erfahrungen hat. Ich empfehle Sportanfängern, klein anzufangen. Das bedeutet, mit 1- bis 2-mal pro Woche zu beginnen. Dazwischen sollte der Körper genügend Zeit zum Regenerieren haben.

Ein häufiger Fehler ist, dass man am Anfang so motiviert ist und jeden Tag entweder ins Fitnessstudio rennt oder um die Alster, durch den englischen Garten oder an der Spree entlang. Dadurch kann es schnell zum Übertraining kommen und man erreicht einen gegenteiligen Effekt. Man

D. Harbs, *Immun, fit und gesund – ohne Medikamente*, https://doi.org/10.1007/978-3-662-62751-8_2

fühlt sich nicht fitter, sondern erschöpfter. Außerdem verliert man schnell die Lust und hört irgendwann ganz auf. Sinnvoller ist es, sein Trainingspensum peu à peu zu steigern. Am besten mit einer Sportart, die einem Spaß macht, und optimalerweise mit einem Trainingspartner. Der ist manchmal nämlich stärker als der innere Schweinehund. Über eine Ruheumsatzmessung kann man herausfinden, wie viele Kalorien der Körper in Ruhe verbraucht, d. h., was der Körper zur Aufrechterhaltung seiner Grundfunktion – der Organversorgung – benötigt. Ruhe bedeutet im Sitzen bei einer Temperatur von 20–28 °C und nüchtern. Nimmt man durch die Nahrung mehr auf als den Ruheumsatz, nimmt man zu. Wenn man nicht zunehmen möchte, dann muss man entweder mehr verbrennen, also über Bewegung, oder weniger aufnehmen.

Wie ich in Abschn. „Warum nehme ich nach einer Diät immer wieder zu?" beschrieben habe, dürfen Sie dabei nicht zu wenige Kalorien aufnehmen, da es sonst zu einem Jo-Jo-Effekt kommt. Männer haben aufgrund der vermehrten Muskelmasse in der Regel einen höheren Umsatz von ca. 10 % als Frauen. Wir schauen also, wie viel Sport wir treiben müssen, um auf unser individuelles Energiedefizit zu kommen. Dann wäre es evtl. notwendig, seine Trainingstage auf 3 pro Woche zu steigern.

Wie viel Sie bei einem Training an Kalorien verbrennen, hängt natürlich auch von der Intensität ab. Ein 80 kg schwerer Mann z. B. muss, um in der Woche 1000 kcal zu verbrennen, bei mittlerer Intensität 2 h Fahrradfahren. Das bedeutet also entweder 2 Mal 1 h oder 4 Mal 0,5 h.

Sinnvoll ist auf jeden Fall, das Ausdauertraining mit einem Krafttraining zu kombinieren. Eine vernünftige Trainingsgestaltung geht natürlich nur, wenn Sie sich vorher bewusst machen, wie viel Zeit Sie überhaupt haben. Diese Trainingstage sollten dann fest in den Terminkalender eingetragen werden.

Was ist eine Spiroergometrie?

Eine Spiroergometrie ist eine Messung der Atemgase unter Belastung, d. h. eine Messung der Sauerstoffaufnahme und des Kohlenstoffdioxidverbrauches.

Sie analysiert also den Energiestoffwechsel. Ziel ist es, die individuelle Fett- und Kohlenhydratverbrennung unter Belastung zu ermitteln. So wird sichtbar, wie der Körper Energie bereitstellt, um die jeweilige Ausdauerleistung zu erbringen und bei welcher Belastung die aerobe Energiegewinnung am höchsten ist. Aerob bedeutet, dass noch ausreichend Sauerstoff für die Herstellung von ATP (Adenosintriphosphat) als Energielieferant zur Verfügung steht.

Mit diesen Informationen kann nicht nur der Fitnesszustand definiert werden, sondern damit kann jeder, der regelmäßig Leistungssport betreibt, auch sehen, bei welcher Belastung er sich im optimalen Trainingsbereich bewegt.

Die Grafik (Abb. 2.1) zeigt, die verschiedenen Trainingsbereiche: Regeneration (blau), Grundlagentraining (grün), Aufbau (gelb) und Wettkampf- und Spitzenbereich (rot). Ein Grundlagentraining wäre bei diesem Beispiel mit einer Herzfrequenz zwischen 97 und 118 Schläge/min und das Aufbautraining mit einer Herzfrequenz zwischen 118 und 131 Schläge/min durchzuführen.

Zum genaueren Verständnis der einzelnen Trainingsbereiche möchte ich diese etwas genauer erklären:

- **Regeneration:** Bei dem Regenerationstraining handelt es sich um ein erholsames Training mit einer niedrigen Intensität, also mit einer niedrigen Herzfrequenz. Man schwitzt dabei nicht wirklich und kann sich nebenbei noch locker unterhalten. Ich empfehle diese Trainingsart am Folgetag eines intensiven Trainings für 30–45 min als aktive Erholung, wodurch der Körper an eine Wettkampfbelastung herangeführt werden kann.

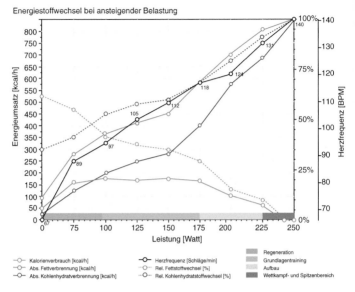

Abb. 2.1 Energiestoffwechsel bei zunehmender Belastung. (Quelle: Aerolution, mit freundlicher Genehmigung)

- **Grundlagenausdauer 1:** Als Grundlagenausdauertraining 1 wird das Fettstoffwechseltraining bezeichnet, da unter diesen Bedingungen die Fettverbrennung am höchsten ist. Diese Trainingsmethode empfehle ich Hobbysportlern und Patienten, die Gewicht reduzieren möchten. Auch bei diesen Herzfrequenzen sollte eine Unterhaltung noch möglich sein, ohne außer Atem zu gelangen.
- **Grundlagenausdauer 2 (Aufbau):** Bei dieser Trainingsart handelt es sich um ein Training für das Herz-Kreislauf-System. Das Laufen mit einer etwas höheren Intensität und dementsprechend einer höheren Herzfrequenz ist schon etwas anstrengender und man gerät ins Schwitzen. Patienten, die schon eine gute Grundlagenausdauer 1

haben, bei denen also die grüne Kurve nicht schon von Beginn an abfällt, würde ich erlauben, in diesem Bereich zu trainieren. Das sind in der Regel diejenigen, die schon etwas Lauferfahrung haben.

- **Wettkampf- und Spitzenbereich:** Der Wettkampf- und Spitzenbereich ist eher etwas für Leistungssportler. Er dient als Vorbereitung auf einen Wettkampf. Das ist schon richtig anstrengend und erfordert eine Menge Disziplin. Wie ich oben beschrieben habe, sollten aber auch Leistungssportler an ihre Regeneration denken und Trainingsphasen im Regenerationsbereich einlegen, da es sonst auch schnell zu einem Übertraining kommen kann.

Erfahrungen aus meiner Praxis haben gezeigt, dass Anfänger bzw. Menschen, die länger keinen Sport getrieben haben, häufig den Fehler machen, dass sie mit einer zu hohen Herzfrequenz trainieren. Wenn die grüne Fettstoffwechselkurve zu schnell abfällt und die rote Kohlenhydratkurve zu schnell ansteigt, ist dies ein Zeichen, dass man erst mal mit einer entsprechend niedrigeren Herzfrequenz den Fettstoffwechsel trainieren sollte.

Für diejenigen, die keine Spiroergometrie machen möchten, aber dennoch wissen wollen, mit welcher Herzfrequenz sie am besten trainieren, empfehle ich die Karvonen-Formel. Sie lautet:

$$HF\ train = \left(\left(HF\max - RP\right) \times Faktor\right) + RP.$$

HF train steht für die Herzfrequenz, mit der Sie trainieren möchten, HF max bezeichnet Ihre maximale Herzfrequenz, RP ist der Ruhepuls und Faktor beschreibt den Bereich, in dem Sie trainieren möchten. Die Faktoren der Belastungszone lassen sich wie folgt einteilen:

0,5–0,6	Regenerationsbereich
0,6–0,75	Grundlagenausdauer 1
0,75–0,85	Grundlagenausdauer 2
0,85–1,0	Spitzenbereich/wettkampfspezifische Ausdauer

Hierfür berechnet man zunächst die maximale Herzfrequenz:

$$HF\ max = 220 - Lebensalter.$$

Beispiel: Eine 35-jährige Frau hat eine HF max von 220–35 = 185 Schläge/min. Diese Frau möchte nun im Grundlagenausdauerbereich 1 trainieren. Als Faktor nehmen wir daher 0,6 bzw. 0,75. Nun brauchen wir noch ihren Ruhepuls, der am besten morgens in Ruhe gemessen wird. Nehmen wir mal an der liegt bei 60 Schläge/min. Dann ergibt sich daraus folgende Berechnung:

$$HF\ train = (185 - 60) \times 0,6 + 60 = 135\ Schläge / \min.$$

$$HF\ train = (185 - 60) \times 0,75 + 60 = 154\ Schläge / \min.$$

Ihre Trainingsherzfrequenz läge also zwischen 135 und 154 Schläge/min.

Beachten Sie: Bei dieser Formel handelt es sich um Richtwerte. Wer seine individuelle Trainingsherzfrequenz genau wissen möchte, der sollte eine Spiroergometrie bei einem Sportmediziner oder einem Sportwissenschaftler machen.

Wie lange sollte ich laufen?

Diese Frage wird mir sehr häufig gestellt. Viele Patienten haben einmal gehört, dass man eine bestimmte Zeit laufen muss, damit es überhaupt etwas bringt. Das lässt sich natürlich nicht so pauschal sagen, da es ja darauf ankommt, was genau Ihr Ziel ist. Wollen Sie nur etwas fitter werden und mehr Fett verbrennen oder möchten Sie sich auf einen Marathon vorbereiten?

Da dieses Buch für jedermann ist und sich Marathonläufer meistens sehr gut mit der Trainingslehre auskennen, gehe ich hier auf die Anfänger ein. Eins vorweg: Auch Laufeinheiten von 10 min oder 20 min haben eine positive Wirkung auf den Körper. Meistens werden Sie ohnehin länger laufen, wenn Sie einmal angefangen haben. Wenn Sie das 3-mal pro Woche schaffen könnten, wäre das schon großartig, wenn nicht, tun Sie es einfach 1- oder 2-mal. Das ist besser als gar nichts.

Eine Studie der Stanford University hat ergeben, dass zwei Gruppen, die an 5 aufeinanderfolgenden Tagen für 10 bzw. 30 min gelaufen sind, die gleiche Gewichtsabnahme von 1,8 kg hatten. Allerdings verbesserte sich bei der Gruppe mit den längeren Trainingseinheiten die maximale Sauerstoffaufnahme (VO_2 max), die ein Indikator für die allgemeine Leistungsfähigkeit ist, um 6 % mehr als bei der anderen.

Mein Fazit: Fangen Sie einfach einmal ganz langsam an. Vielleicht macht es Ihnen mit der Zeit aufgrund der verbesserten Leistung ja auch mehr Spaß und Sie können ggf. das Training auch weiter intensivieren.

Was bedeutet Laktat und wie entsteht es?

Laktat entsteht bei der Energiegewinnung, wenn nicht mehr ausreichend Sauerstoff zur Verfügung steht. Ein Muskel arbeitet ähnlich wie ein Motor – nur dass er kein Benzin verbrennt, sondern Glukose, also Zucker.

Bei einer hohen Belastungsintensität oder wenn nicht mehr ausreichend Sauerstoff zur Verfügung steht, kommt es zur sog. anaeroben Energiegewinnung und es entsteht ein Salz der Milchsäure, das Laktat. Das wiederum ist ein leistungslimitierender Faktor für alle Sportler. Die Höhe des Laktatwertes kann über Blutmessungen aus dem Ohrläppchen festgestellt werden. Hieraus lassen sich anhand der Laktatleistungskurve die individuellen Trainingsbereiche ähnlich der Spiroergometrie bestimmen.

Zum Abbau des Laktats sollte man nach einer intensiven Belastung ca. 10 min auslaufen oder mit dem Fahrrad ausfahren. Das fördert den Abtransport und damit die Eliminierung von Laktat.

Zur Entsäuerung benötigt der Körper kleine Helfer, die Enzyme. Diese wiederum sind von Zink abhängig und das bedeutet, dass bei einem Zinkmangel die Entsäuerung und damit die Regeneration verlangsamt sind.

Der erste Wettkampf, den wir im Leben bestreiten müssen, findet bereits vor unserer Geburt statt. Alle Lebewesen haben ihn gewonnen. Unter Millionen von Spermien hat es ein Spermium als erstes zum Ei geschafft und es befruchtet.

Wir sind also alle Gewinner. Auch hierfür ist Zink wichtig, denn für die Spermienbeweglichkeit und auch -lebensfähigkeit wird eine ausreichende Menge an Zink in der Spermienflüssigkeit benötigt.

Sportlern werden bei Entzündungen oder Verletzungen häufig Enzyme gegeben. Ist das für jeden nützlich?

Enzyme sind Biokatalysatoren. Es sind zumeist Eiweiße, die wir selber in unserem Körper produzieren und die für den Körper und dessen lebensnotwendigen Stoffwechselprozesse essenziell sind. Ohne sie würde also gar nichts funktionieren.

Als Beispiel für Enzyme seien hier mal die Proteasen genannt. Sie spalten Proteine.

Ich möchte Ihnen ein paar Proteasen vorstellen, die man zusätzlich bei Entzündungen oder Verletzungen einnehmen kann, um die Entzündungsbekämpfung zu beschleunigen oder die Wundheilung nach einer Verletzung oder einem operativen Eingriff zu beschleunigen.

Zu diesen Enzymen gehören die natürlichen Substanzen Bromelain (aus der Ananas), Papain (aus der Papaya) und die tierischen Enzyme Trypsin und Chymotrypsin.

Eine begleitende Therapie mit diesen Enzymen kann somit auch den Einsatz von nichtsteroidalen Antirheumatika (NSAR) wie Ibuprofen oder Diclofenac reduzieren. Es gibt sogar Studien, die eine Enzymtherapie als gleichwertig zu einer medikamentösen Therapie sahen, nur eben ohne Nebenwirkungen wie Magenbeschwerden oder Magengeschwür, zu denen es bei einer längeren Anwendung der NSAR kommen kann.

Zu empfehlen ist die Einnahme von Enzymen bei akuten und chronischen Entzündungen, bei Schwellungen nach Operation oder Verletzung. Hiermit wird die Durchblutung gesteigert, wodurch das entzündete oder verletzte Gewebe besser mit Sauerstoff und Nährstoffen versorgt wird.

Bei Patientinnen, die für eine Studie bei ihrer Erstgeburt einen Dammschnitt bekommen haben, gestaltete sich die Wundheilung durch die Einnahme von Bromelain signifikant besser als in der Placebogruppe. Außerdem konnte in mehreren Studien nachgewiesen werden, dass durch Bromelain die Kontraktionsfähigkeit der Muskulatur wieder verbessert wird und Schmerzen und Schwellung effektiv gemindert wurden.

Eine neuere Studie aus dem Jahr 2020 zeigte zudem eine Reduktion von Rückenschmerzen. Dadurch konnte der Alltag besser bewältigt werden und depressive Episoden nahmen ab. Eine weitere Studie belegte eine positive Wirkung von Proteasen (Bromelain und Papain) bei Patienten mit Dickdarmkrebs, indem die Nebenwirkungen der Chemotherapie reduziert wurden. So greifen Proteasen zwar nicht direkt in die Bekämpfung der Krebserkrankung ein, aber helfen dem Patienten zu etwas mehr Lebensqualität während dieser anstrengenden Therapie und erhöhen deren Wirkung.

Bei der Einnahme von Enzympräparaten ist es wichtig, sich strikt an die Anweisungen des Herstellers zu halten. Nimmt man sie zu den Mahlzeiten ein, können sie mit der Nahrung interagieren und dadurch ihre Wirksamkeit verlieren.

Ich bin Sportler und häufig krank. Hilft Zink auch gegen Erkältungen?

Was ist eine Erkältung überhaupt? Sie ist nicht rein einer Unterkühlung zuzuschreiben, wie viele Leute fälschlicherweise annehmen. In Wirklichkeit steckt eine Infektion mit bestimmten Viren dahinter, z. B. mit Rhinoviren („Schnupfenviren“).

Diese Erreger befallen die Schleimhäute der Atemwege, also die Nase, den Rachen und die Bronchien. Manchmal kann sich begleitend zur Virusinfektion eine bakterielle Infektion aufsetzen, das nennt man eine „Sekundärinfektion“. Die Erreger werden von Mensch zu Mensch per Tröpfcheninfektion über eingeatmete Luft oder per Schmierinfektion übertragen, also über Geländer, Türgriffe oder beim Händeschütteln. Der Arzt nennt eine Erkältung übrigens „grippalen Infekt“. Mit der gefährlicheren Grippe hat das aber nichts zu tun.

Zink erhöht gemeinsam mit Vitamin C und Vitamin D u. a. die Aktivität von Abwehrzellen (Killerzellen) und die Anzahl der weißen Blutkörperchen (Lymphozyten) und kann dadurch die Anzahl der Erkältungen pro Jahr verringern und die Häufigkeit, in der Antibiotika bei Erkältungen angewendet werden müssen, herabsetzen.

Bei Risikogruppen wie Sportlern senkt Zink zusammen mit Vitamin C die Häufigkeit von Erkältungen um ca. 50 % und die Dauer von schweren Erkältungssymptomen kann um über 40 % gesenkt werden.

In einem gesonderten Kapitel (Kap. 6) gehe ich nochmal intensiver auf das Immunsystem ein und erkläre die wichtigsten Nährstoffe für das Immunsystem genauer.

Ist Kreatin für den Muskelaufbau gut?

Zum ersten Mal bin ich in den 1990er-Jahren auf Kreatin aufmerksam geworden, als die sonst immer sehr zarte kanadische Tennisspielerin Mary Pierce plötzlich Oberarme hatte, als hätte sie Testosteron eingenommen. Ich hatte zu der Zeit angenommen, dass sie gedopt war. Tatsächlich hat sie aber eine Kreatinkur gemacht, die zusammen mit einem intensiven Training zu diesem Muskelzuwachs führte.

Kreatin ist ein körpereigener Stoff, der aus den Aminosäuren Arginin, Methionin und Glycin besteht und in der Leber, der Bauchspeicheldrüse und den Nieren produziert wird. Es wird aber auch als Nahrungsergänzungsmittel in Form von Pulver oder Kapseln verkauft.

Weil ich neugierig war, habe ich es an mir selbst ausprobiert. Das Ergebnis war tatsächlich eine Erhöhung meiner Muskelmasse. Mein Körper hatte eine verbesserte Maximalkraft und Ausdauerleistung und die Regeneration nach einer intensiven Belastung hat sich verbessert. Allerdings habe ich in der Zeit auch deutlich mehr trainiert. Das Gute dabei ist, dass einem sehr nahegelegt wird, dass man Kreatin nicht ohne Training einnehmen sollte und dass man sich dann natürlich auch mehr sportlich betätigt. Es ist keine verbotene Substanz und gehört auch nicht auf die Dopingliste.

Neue Studien zeigen übrigens auch, dass Kreatin wichtig für die Aufrechterhaltung des Energieniveaus im Gehirn ist.

Allerdings sollte man es mit der Menge auch nicht übertreiben. Durch eine vermehrte Wassereinlagerung bei der Einnahme von Kreatin kann es zu einer Gewichtszunahme kommen. Außerdem werden als Nebenwirkungen Blähungen angegeben. Auf jeden Fall sollte man während einer Kreatinkur ausreichend trinken, da Kreatin mit Flüssigkeit seine Wirkung besser entfalten kann.

Die Europäische Kommission für Nahrungsmittelsicherheit (EFSA) stuft eine längerfristige Einnahme von Kreatin als Nahrungsergänzung bei einer Dosis von 3 g pro Tag für Erwachsene als sicher ein. Nach 4 Wochen sollte man eine Pause einlegen, damit die körpereigene Kreatinproduktion nicht heruntergefahren wird. Es wird zudem empfohlen, darauf zu achten, dass es sich bei den Kreatinprodukten um chemisch reine Produkte handelt. Menschen mit einer eingeschränkten Nierenfunktion sollten die Einnahme unterlassen, da es über die Nieren ausgeschieden wird.

Kreatin wird übrigens aufgrund seiner positiven Wirkung auf die Muskulatur in der Medizin auch bei Erkrankungen mit Muskelschwäche erfolgreich eingesetzt.

Wer Kreatin nicht als Nahrungsergänzung einnehmen möchte, der kann es sich auch über die Nahrung besorgen. Rind- und Schweinefleisch sowie Lachs, Hering und Kabeljau sind sehr kreatinreich.

Was sind Proteine und Aminosäuren?

Proteine sind Eiweiße und gehören wie auch Kohlenhydrate und Fette zu den Makronährstoffen. Sie gehören somit zu den drei Hauptlieferanten für Energie, die wir durch unsere Nahrung zuführen können.

Proteine liefern 4 kcal/g (Kohlenhydrate ebenfalls 4 kcal/g und Fette 9 kcal/g). Der Körper kann Proteine nicht als Energiequelle speichern. Er ist darauf angewiesen, dass wir ausreichende Mengen von diesem Baustoff mit der Nahrung über eine ausgewogene pflanzliche und tierische Ernährung zu uns nehmen.

Zu den eiweißreichen Lebensmitteln gehören: Fleisch, Fisch, Eier, Milchprodukte, Getreide, Soja, Hülsenfrüchte und Nüsse. Mit wachsender Beliebtheit werden gerade von Vegetariern auch Chiasamen und Quinoa sowie die Spirulinaalge als Quelle genutzt.

Proteine sind makromolekulare Verbindungen, die aus 20 für den Menschen bedeutungsvollen Aminosäuren bestehen. Und dies, obwohl in der Natur mehr als 300 verschiedene Aminosäuren beschrieben werden. In Form von Enzymen oder Peptidhormonen übernehmen die Eiweiße lebenswichtige Aufgaben in unserem Körper. Aminosäuren haben übrigens ihren Namen, da sie in ihrer chemischen Struktur alle eine Aminogruppe ($-NH_2$) und eine Säuregruppe ($-COOH$) vorweisen.

Zu den essenziellen, das bedeutet lebensnotwendigen, Aminosäuren, die der Körper nicht selber herstellen kann, gehören: Isoleucin, Leucin, Lysin, Methionin, Phenylalanin, Threonin, Tryptophan und Valin. Histidin ist für den Säugling ebenfalls essenziell, für den Erwachsenen ist es aber eher semi-essenziell. Weitere semi-essenzielle Aminosäuren sind: Arginin, Glutamin, Asparagin, Cystein, Tyrosin, Glycin und Prolin. Diese Aminosäuren können teilweise aus anderen Aminosäuren hergestellt werden. Man muss allerdings anmerken, dass je nach Alter, Krankheit oder körperlicher Aktivität auch semi-essenzielle Aminosäuren essenziell werden können.

Zu den nicht essenziellen Aminosäuren zählt man: Alanin, Asparaginsäure, Glutaminsäure und Serin. Sollte dem Körper nun eine Aminosäure fehlen, dann können z. B. bestimmte Hormone nicht mehr hergestellt werden und der Körper nicht mehr optimal funktionieren.

Auf einige besonders wichtige Aminosäuren möchte ich näher eingehen und erklären, was deren Mangel für uns bedeuten kann.

Arginin

Die Aminosäure Arginin ist unter Sportlern aus verschiedenen Gründen seit langer Zeit eine beliebte Aminosäure. Mit Arginin kann die Durchblutung in der Muskulatur verbessert werden. Das bewirkt für das Training einen intensiveren „Pump". Es können dadurch mehr Nährstoffe in die Muskelzellen transportiert werden.

Eine Studie aus dem Jahr 2016 zeigte, dass Arginin die Kraftleistung im Training verbessern kann. Es kann im Körper zu Kreatin umgewandelt werden, das ein wichtiger Bestandteil im Muskelaufbau ist und die Proteinsynthese stimuliert. Arginin aktiviert ein muskelaufbauendes Enzym, dass sich mTOR nennt. Das steht für Mechanistic Target of Rapamycin und führt zu einem verstärkten Muskelwachstum.

Außerdem ist Arginin der Hauptbestandteil der meisten Stickoxidprodukte (NO), die seit kurzem erhältlich sind. Im Körper wird Arginin auch zu NO umgewandelt. NO führt zu einer Erweiterung der Blutgefäße. Ferner benötigt man NO auch für die Weiterleitung von Nervenimpulsen, wodurch das Muskelwachstum ebenfalls gefördert werden kann.

Aber es sorgt nicht nur für eine Leistungssteigerung im Sport, sondern schützt auch das Herz-Kreislauf-System, verbessert das Immunsystem und hilft bei Diabetes.

Durch die verbesserte Durchblutung kann man übrigens auch die Potenz steigern. Im Gegensatz zu Viagra wirkt Arginin allerdings nicht sofort, sondern erst nach ein paar Tagen. Dafür hat es im Vergleich zu Viagra kaum Nebenwirkungen.

Argininreiche Lebensmittel sind: Fisch, Fleisch, Nüsse, Sojabohnen, Milchprodukte, Getreide und Schokolade. Man kann es aber auch als Nahrungsergänzungsmittel oral einnehmen. Falls Magenprobleme auftauchen sollten, empfiehlt es sich, mit einer etwas niedrigeren Dosis zu beginnen und langsam zu erhöhen.

1998 haben Wissenschaftler für die Entdeckung der Signalwirkung von Arginin den Nobelpreis für Medizin erhalten. Nimmt man Arginin in höheren Einzeldosen zu sich, also 5 g oder mehr, kann es allerdings zu Schlafstörungen, Durchfall oder Kopfschmerzen kommen. Außerdem kann zu viel Arginin das Immunsystem schwächen und einen Ausbruch von Herpesviren auslösen.

Lysin

Lysin dient im Falle einer Herpesinfektion als Gegenspieler von Arginin. Es hat die Eigenschaft, den Ausbruch oder den Verlauf eines Lippenherpes einzuschränken.

Die Tagesdosis beträgt 800–1200 mg, teilweise ist auch bis 4 g sinnvoll. Wenn der Herpes abklingt, führt man in der Regel eine Erhaltungsdosis von 500 mg pro Tag durch. Eventuell klappt das auch beim Genitalherpes. Allerdings liegt hierfür keine ausreichende Studienlage vor.

Lysin hilft aber nicht nur gegen Herpesviren. Es wirkt auch gegen Erkältungsviren und das Immunsystem wird durch diese Aminosäure gestärkt. Somit können Infektionskrankheiten behandelt und vorgebeugt werden.

Lysin hat außerdem einen positiven Einfluss auf den Knochenstoffwechsel und kann somit auch zur Behandlung oder Prävention einer Osteoporose eingesetzt werden.

Den Sportlern unter Ihnen kann ich Lysin ebenfalls empfehlen. Es hilft beim Muskelaufbau und fördert die Regeneration. Hierfür würde ich allerdings eher ein Kombinationspräparat aus allen Aminosäuren empfehlen. Lebensmittel mit einem hohen Gehalt an Lysin sind zum Beispiel: Hühnchen, Fisch, Eier, Soja und Hüttenkäse.

Gerade am Beispiel Arginin/Lysin zeigt sich, dass man nicht über einen längeren Zeitraum nur eine Aminosäure hochdosiert einnehmen sollte.

Glutamin

Glutamin zählt zu den Hauptnährstoffen für Zellen mit einem hohen Zellturnover, also Zellen, die einen schnellen Umsatz haben. Hierzu gehören Darmzellen, Immunzellen und Fibroblasten im Bindegewebe. Glutamin ist somit die Aminosäure, die am meisten an Stoffwechselprozessen beteiligt ist.

Glutamin hat außerdem einen gehörigen Anteil am Muskelaufbau. Wenn nicht ausreichend von dieser Aminosäure vorhanden ist, stagniert die Eiweißsynthese. Der Glutaminspiegel kann gerade nach anstrengender körperlicher Arbeit stark abfallen. Also genau dann, wenn man davon eigentlich am meisten benötigt. Das ist ein weiterer Grund, warum man Regenerationstage mit einplanen soll. Besonders davon betroffen sind Marathonläufer. Aufgrund des erniedrigten Glutaminspiegels kann es zu Darmbeschwerden, Wundheilungsstörungen und einer verstärkten Infektanfälligkeit kommen. Hier wäre es sicher sinnvoll, Glutamin einzunehmen.

Aber auch Stress senkt den Glutaminspiegel.

Ich möchte noch einmal etwas genauer auf die Bedeutung von Glutamin für die Darmzellen eingehen. 40 %

des Glutaminverbrauchs findet nämlich dort statt. Bei einem Mangel kann das Darmepithel verkümmern. Das kann auf der einen Seite zu einer verminderten Aufnahme von Nährstoffen führen, auf der anderen Seite aber auch zu einer vermehrten Durchlässigkeit der Darmwand führen, dem Leaky-Gut-Syndrom.

Da gerade sich schnell teilende Zellen von einem Glutaminmangel am stärksten betroffen sind, kann es sinnvoll sein, vorbeugend Glutamin oral einzunehmen. Es dient auch der Prävention von Darmkrebs und chronisch entzündlichen Darmerkrankungen (Colitis ulcerosa und Morbus Crohn).

L-Valin, L-Leucin und L-Isoleucin

Diese drei Aminosäuren gehören zu den verzweigtkettigen ihrer Zunft und werden auch als BCAAs bezeichnet. Die Abkürzung steht für die englische Bezeichnung „branched-chain amino acids". Ihr Hauptspeicherort ist die Skelettmuskulatur.

Bei Sportlern sind sie sehr beliebt, weil sie zum Aufbau der Muskulatur und zur Energiegewinnung beitragen. Deswegen ist eine Einnahme der BCAAs nach dem Sport vorteilhaft. Die BCAAs sollten möglichst in Kombination eingenommen werden, optimalerweise in einem Verhältnis 1:1:1.

In Milch, Schweinefleisch, Hühnchen, Nüssen, Hülsenfrüchten, Soja und Roggen sind die Aminosäuren vermehrt vorhanden. Gerade Sportler müssen ihren Mehrbedarf durch eine zusätzliche Zufuhr ausgleichen. Studien haben gezeigt, dass Kraftsportler besonders davon profitieren, wenn sie vor und nach der Belastung Proteine oder deren Bausteine Aminosäuren zu sich nehmen, und Ausdauersportler direkt nach dem Training.

Neben einem muskelaufbauenden Effekt verbessert das auch die Regeneration.

Was ist die Schlingentherapie?

Die Schlingentherapie kommt ursprünglich aus Norwegen. Mittlerweile ist das Trainingskonzept aber weltweit ein großer Fitnesstrend und sollte deswegen auch genauer vorgestellt werden.

Beim Schlingentraining, auch Sling Training genannt, arbeitet der Trainierende mit seinem eigenen Körpergewicht in zwei Seilen, die an der Decke (oder im Türrahmen) befestigt werden. Der Vorteil gegenüber dem Training an Maschinen, bei dem Sie durch starre Bewegungsabläufe meist nur eine oder wenige Muskelgruppen trainieren können, ist, dass Sie immer in einer geschlossenen Kette und mehrere Körpersegmente gleichzeitig trainieren. Sie verbessern dadurch die Kraft, die Koordination und die Beweglichkeit gleichzeitig.

Im Gegensatz zu dem Gerätetraining werden z. B. auch nicht nur die großen Muskelgruppen am Rücken trainiert, sondern auch die kleinen Muskeln zwischen den Wirbelkörpern, was zu einer Verbesserung der Stabilität führt und damit das perfekte Training für Rückenschmerzpatienten darstellt.

Sie sollten aber nicht glauben, dass es sich dabei automatisch um ein leichtes Training handelt, denn je nachdem, mit welchem Winkel man in den Seilen trainiert, kann das richtig anstrengend werden.

Ich empfehle das Schlingentraining allen Menschen, die gerne etwas für zu Hause haben möchten, womit sie den ganzen Körper trainieren können und dadurch sehr effektiv ist und gleichzeitig wenig Platz wegnimmt.

Macht Spinat stark, weil er viel Eisen enthält?

Genau genommen enthält Spinat sogar weniger Eisen als Schokolade. Vor über 100 Jahren hat ein Physiologe den Eisenwert von 100 g Spinat mit 35 mg aufgeschrieben. Es handelt sich dabei um einen Kommafehler, denn Spinat enthält gerade mal 3,5 mg. Dieser Wert hält sich leider noch hartnäckig in vielen Büchern, weil viele Autoren voneinander abschreiben.

Ein großer Eisengehalt findet sich aber in Fleisch, Leber, Nieren, Getreide, Hülsenfrüchten oder Petersilie.

Bei Frauen kommt es besonders leicht zu Eisenmangel und damit zu Blutarmut (Anämie). Das liegt daran, dass Frauen durch die Periode monatlich Blut verlieren und unser körperliches Eisen zu 60 % an den Blutfarbstoff, das Hämoglobin, gebunden ist.

Aber auch Sportler haben einen erhöhten Bedarf an Eisen durch einen gesteigerten Verbrauch. Dazu kommt es durch vermehrtes Schwitzen, durch eine erhöhte Ausscheidung über den Magen-Darm-Trakt und die Nieren, durch eine Zerstörung der Erythrozyten (roten Blutkörperchen) an der Fußsohle oder aber auch durch Verletzungen der Muskulatur.

Ein Eisenmangel ist der weltweit am häufigsten auftretende Nährstoffmangel.

Die Folgen eines Eisenmangels können Müdigkeit, Erschöpfung, Blässe, Haarausfall, eingerissene Mundwinkel, eine erhöhte Infektanfälligkeit und eine spürbare Leistungsminderung sein. Um einen Eisenmangel festzustellen, reicht es nicht aus, den Eisenspiegel im Blut zu ermitteln. Es muss zusätzlich das Speichereisen (Ferritin) analysiert werden, das genau anzeigt, wie es um den Eisenhaushalt im Körper bestellt ist.

Spinat enthält aber einen anderen Stoff, der die legendäre Stärke von Popeye, dem Seemann, erklärt. Es handelt sich dabei um das Ecdyson. Forscher des Karolinska Instituts in Schweden haben herausgefunden, dass diese Substanz leistungssteigernd wirkt, da es die Muskeln stärkt und sogar als pflanzliches Mittel antikanzerogen, also gegen die Enstehung von Krebszellen hilft. Das Ecdyson findet sich außer im Spinat auch in Mangold und Kopfsalat.

Wenn nun ein Patient oder eine Patientin von mir einen Eisenmangel hat und zudem über oben genannte Symptome klagt, rate ich dringend zu Maßnahmen, die den Eisenwert erhöhen.

Leider klagen viele Menschen bei einer oralen Einnahme von Eisen unter Beschwerden im Magen-Darm-Trakt. Etwas besser verträglich sind pflanzliches Eisen oder pflanzliche Eisenpräparate, da sie nicht so wie anorganische Eisenverbindungen im alkalischen Milieu des Dünndarms schwer lösliche Komplexe bilden. Vitamin C verbessert die Eisenaufnahme übrigens.

Am schnellsten und nebenwirkungsärmsten hingegen funktionieren Eiseninfusionen. Hierbei geht das Eisen direkt ins Blut und muss nicht den Umweg über den empfindlichen Darm machen.

Genügt eine ausgewogene Ernährung, um mit allen Vitaminen und Mineralien ausreichend versorgt zu sein?

Von der Pflanze bis zur eigentlichen Nahrungsaufnahme gibt es diverse Anzeichen dafür, dass eine ausgewogene Ernährung nicht immer ausreicht: Die Böden sind nicht mehr so nährstoffreich und durch den sauren Regen benötigt der

Boden basische Mineralien, um die Säure abzupuffern. Das zeigt schon mal, dass weniger Nährstoffe durch die Pflanzen aufgenommen werden. Außerdem werden die Früchte häufig unreif geerntet, damit sie längere Transportwege überstehen.

Weiter kaufen wir nicht selten Äpfel oder Tomaten aus Südamerika oder Neuseeland. Durch den Transportweg kommt es zu einem Abbau von Vitaminen, die zum Teil sehr lichtempfindlich sind.

Die wasserlöslichen Vitamine werden zudem durch die Zubereitung, nämlich das Zerschneiden und anschließende Waschen, reduziert und viele Nährstoffe durch das Kochen oder die Mikrowelle regelrecht zerstört.

Aufgrund von Verdauungsbeschwerden können die Vitamine und Mineralien über den Darm häufig nicht gut aufgenommen werden. Wenn noch ein erhöhter Verbrauch durch Zigarettenkonsum, Medikamente, Sport oder Stress dazukommt, ist der Mangel vorprogrammiert.

Sind Nahrungsergänzungsmittel gefährlich?

Alle Jahre wieder ist in den Zeitungen zu lesen, dass man keine Nahrungsergänzungsmittel benötige, dass man über die Nahrung ausreichend Vitamine zu sich nehmen könne, dass ergänzende Pillen nichts bringen und deren Einnahme sogar gefährlich sei.

Über den Vitamin- und Mineralstoffgehalt in unseren Lebensmitteln und den Mangel, den viele Menschen haben, habe ich Ihnen berichtet. Hier möchte ich etwas genauer über die angebliche Gefahr von Nahrungsergänzungsmitteln berichten und warum diese immer wieder behauptet wird.

Im Jahre 2007 wurde die Kopenhagener Studie veröffentlicht: eine Metaanalyse, die den Effekt von einer Nahrungsergänzung mit antioxidativen Vitaminen und Selen beschreibt. Bei dieser Studie wurden im Nachhinein erhebliche wissenschaftliche Fehler entdeckt. Zu spät – die Medien hatten sich bereits darauf gestürzt. Wenn man aber absichtlich die Dosierungen so wählt, dass sie unterhalb der Wirksamkeitsgrenze, die Wissenschaftlern eigentlich bekannt sein sollte, liegt und zudem auch Untersuchungen mit einbezieht, bei denen die Supplementierung, d. h. die Einnahme, gerade mal ein Tag betrug, dann darf man sich nicht wundern, wenn die Effektivität nicht besonders hoch ist.

Es wurden auch Studien mit Megadosen mit einbezogen, die so hoch waren, dass kein seriöser Arzt oder Ernährungsberater sie jemals empfehlen würde. Wie schon Paracelsus sagte: Die Dosierung macht das Gift.

Außerdem wurden gesunde Menschen und Patienten mit den unterschiedlichsten Erkrankungen gemeinsam auf eine Ebene gesetzt. Auch dass Monotherapien häufig nicht den gleichen Effekt haben wie Kombinationen, wurde nicht berücksichtigt. Als Beispiel sei das Vitamin E genannt. Dieses fettlösliche Vitamin benötigt nämlich z. B. Vitamin C oder Coenzym Q10, um wieder reaktiviert zu werden.

Es waren in der Kopenhagener Studie aber nicht nur handwerkliche Fehler, die begangen wurden, sondern auch ein gravierender faktischer Fehler. Es wurden nämlich aus einer anderen Studie falsche Zahlen übernommen, die sich weiter negativ auf die Resultate der Antioxidantien auswirkten.

Es scheint offensichtlich zu sein, dass die Kopenhagener Metaanalyse nur eine Intention hatte: Vitamine und Mineralien schlecht zu machen. Die Autoren der Studie haben ihre Fehler sogar zugegeben. Leider ist das nicht bis zu allen Medien durchgedrungen und die Gefährlichkeit, die durch diese „Studie" angeblich entdeckt wurde, wird leider immer wieder wiederholt.

Warum bekomme ich Seitenstechen, wenn ich laufen gehe?

Dazu gibt es verschiedene Theorien. Lange Zeit dachten die Ärzte eine Durchblutungsstörung der Milz sei der Grund für Seitenstechen. Dagegen spricht aber, dass die Stiche beidseitig auftreten, die Milz aber links liegt.

Wahrscheinlicher ist, dass die Ursache in einer Sauerstoffunterversorgung oder Verkrampfung des Zwerchfells liegt. Tritt das Seitenstechen beim Laufen auf, so sollte man das Tempo drosseln. Außerdem hilft es, tief durchzuatmen. Oft lindert es die Schmerzen, wenn man seine Hand fest auf die betroffene Stelle drückt. Eine gute Übung ist auch folgende: Die Arme weit in die Luft strecken, beim Ausatmen lässt man sie dann zusammen mit dem kompletten Oberkörper nach vorne fallen.

Häufig kommt es zu den Schmerzen, wenn mit vollem Bauch Sport getrieben wird. Zwischen Mahlzeit und Training sollten mindestens 2 h liegen. Untrainierte Menschen sollten langsam mit dem Bewegen beginnen. Sie bekommen häufiger Seitenstechen als diejenigen, die regelmäßig Sport treiben. Am häufigsten bekommen Läufer Seitenstechen. Aber auch beispielsweise Schwimmer oder Nordic Walker kann es treffen.

Gefährlich ist das Piksen nicht. Wenn es immer wieder schmerzt, sollte der Sportler etwas ändern. Vielleicht trainiert er zu schnell nach dem Essen, läuft zu schnell los oder atmet nicht tief genug.

Wie kommt es zu Muskelkrämpfen?

Eine gängige Ansicht ist, dass ein Muskelkrampf nur durch Magnesiummangel entsteht. Das ist nicht komplett richtig. Genau genommen muss eine ausreichende Versorgung der Mineralien Magnesium, Natrium, Kalzium und Kalium gewährleistet sein, damit der Muskel nicht anfängt zu krampfen.

Um das Risiko von Muskelkrämpfen zu senken, lohnt sich ein rechtzeitiger Ausgleich von Flüssigkeit, Kohlenhydraten und Mineralien. Dadurch wird eine frühzeitige Ermüdung der Muskulatur, aber auch des zentralen Nervensystems verhindert und das Risiko, einen Krampf zu bekommen, wird gesenkt. Je stärker man schwitzt, desto mehr Mineralien verliert der Körper.

Wenn es bei einem Sportler häufiger zu Muskelkrämpfen kommt, empfehle ich, eine Ernährungsanalyse und eine Mineralstoffanalyse zu machen, bei der die Defizite genau bestimmt werden können. Dann können durch gezielte Substitution von Magnesium, Kalium, Calcium oder Natrium Muskelkrämpfe behoben werden.

Was aber sollten Sie tun, wenn Sie einen Krampf haben? Als erstes natürlich sollten Sie die Belastung unterbrechen und den betroffenen Muskel dehnen. Dadurch lässt der Krampf in der Regel nach. Eine Lockerungsmassage und Behandlung mit Eis können hierbei ebenfalls helfen.

Wie entsteht ein Muskelkater?

Muskelkater wird häufig falsch interpretiert. Die Ursache sei eine Übersäuerung des Muskels heißt es. Diese Annahme ist allerdings falsch.

Genau genommen handelt es sich beim Muskelkater um feine Risse (Mikrorupturen) in den Muskelfasern aufgrund

von einer Überbelastung. Als Folge dieser kleinsten Ruptu-
ren entsteht eine Entzündungsreaktion und es dringt Wasser ein. Nach ca. einem Tag entstehen kleine Ödeme
(Flüssigkeitsansammlungen im Gewebe). Dadurch schwillt
die Muskelfaser an und wird gedehnt. Dieser Dehnungs-
schmerz, den wir wahrnehmen, ist der Muskelkater.

Um einen Muskelkater zu vermeiden, sollten Sie die Belastung langsam steigern. Sinnvoll ist also ein Aufwärmprogramm mit schnellem Gehen oder Hüpfen. Sollte man
doch mal einen Muskelkater bekommen, empfehle ich,
sehr leicht weiter zu trainieren und den Muskel durch
Wärme zu entspannen.

Wärme fördert nämlich die Durchblutung der Muskulatur: gut sind also ein warmes Bad oder Saunagänge. Eine
eiweißreiche Ernährung gibt der Muskulatur die Bausteine,
die sie für eine Regeneration benötigt.

Soll ich zuerst Krafttraining machen und anschließend Ausdauertraining oder umgekehrt?

Empfehlenswert ist es, das Krafttraining vor das Ausdauertraining zu legen. Das hat zweierlei Gründe.

Zum einen werden durch das Ausdauertraining die
Kohlenhydratspeicher geleert. Das Leistungsvermögen
wird dadurch gemindert und der Körper fühlt sich ausge-
powert. Ein Krafttraining ist dann nicht mehr so effektiv
und außerdem fehlt es an der Koordination und die Ver-
letzungsgefahr steigt.

Zum anderen werden, wenn durch ein Krafttraining die
Kohlenhydratspeicher zunächst geleert werden, beim nachfolgenden Ausdauertraining die Fettdepots zur Energiegewinnung herangezogen. Da man aber nicht mit einer kal-

ten Muskulatur das Krafttraining beginnen sollte, wäre hier zumindest ein kleines Aufwärmprogramm zu empfehlen.

Wie kommt es zu Sehnenbeschwerden – Läuferknie, Springerknie, Tennisellenbogen?

Sehnen sind bindegewebige Fasern, durch die der Muskel mit dem Knochen verbunden wird. Sie übertragen also die Kraft der Muskulatur auf die Knochen und verhelfen dadurch dem Körper zur Bewegung. Sie sind allerdings in dieser Runde das schwächste Glied und passen sich an Veränderung nur sehr langsam an. Während durch ein Training die Muskulatur und das Herz- Kreislauf-System sehr schnell gestärkt werden, kommt es bei den Sehnen recht schnell zu Überlastungen.

Schuld daran sind nicht selten Schiefstellungen in der Wirbelsäule oder in den Füßen, wodurch ein muskuläres Ungleichgewicht zu strukturellen Veränderungen in der Sehne führt und diese wiederum zu einer Art Entzündung.

So entstehen v. a. bei Sportlern das Läuferknie (Runner's Knee) , das Springerknie (Jumper's Knee), der Werfer- oder Golferarm oder der Tennisellenbogen. Der Tennisarm ist allerdings ein Beispiel, dass eine Überlastung nicht nur durch Sport auftreten kann, sondern auch durch Computerarbeit an der Tastatur und der Maus.

Tapes – Warum tragen Sportler diese bunten Bänder?

Bei diesen bunten Bändern handelt es sich um sog. Kinesiotapes.

Das Kinesiotape ist eine aus Japan stammende Behandlungstechnik, die bei fast allen Erkrankungen des Stütz- und Bewegungsapparates Anwendung findet. Es handelt sich dabei um ein elastisches, klebendes Band, das durch eine bestimmte Technik auf die Haut aufgeklebt wird. Hierbei kommt es neben der Aktivierung des Lymphsystems, was eine abschwellende Wirkung hat, auch zu einer tonisierenden oder detonisierenden Wirkung auf den Muskel. Tonisierend bedeutet, dass die Spannung des Muskels gefördert wird, detonisierend beschreibt eine muskelentspannende Wirkung.

Der wichtigste Effekt ist aber eine Linderung der Schmerzen. Kinesiotapes sollten nur von jemandem angelegt werden, der eine spezielle Ausbildung dafür hat, da es für die Wirkung wichtig ist, wo und mit was für einer Vordehnung sie geklebt werden.

Welche Strecke legen Bundesbürger durchschnittlich pro Tag zu Fuß zurück?

Es ist traurig, aber wahr, die durchschnittliche Gehstrecke liegt bei ca. 500 m.

Sie wachen morgens auf, gehen ein paar Meter ins Bad. Dann fahren Sie mit dem Fahrstuhl in die Tiefgarage. Dort steht das Auto und Sie fahren damit in die Tiefgarage Ihrer Firma. Durch eine erneute Fahrstuhlfahrt erreichen Sie das Büro, wo Sie 8 h in einem Stuhl sitzen. Abends geht es dann mit dem Auto wieder zurück in die Wohnung.

Sport kommt gar nicht vor. Um das zu ändern, empfehle ich, zumindest häufiger mal Treppen zu benutzen, nach dem Mittagessen einen kleinen Spaziergang zu machen, sich einen Hund zuzulegen oder sich tatsächlich eine neue interessante Sportart zu suchen.

Ich trainiere und trainiere und werde anstatt fitter immer müder. Wie kann das sein?

Es kann sein, dass Sie sich im sog. Übertraining befinden oder, wenn es auch noch zu Beschwerden kommt, ein Übertrainingssyndrom (ÜTS) haben, wie wir Sportmediziner sagen. Die Trainingsintensität kann zu hoch sein oder die Trainingsdauer zu lang. Der Körper benötigt zwischen Trainingsphasen auch Erholungsphasen, sonst kann er nicht regenerieren. Regeneration für den Körper ist aber genauso wichtig wie das Training selbst. Es kommt also nicht mehr zu einer Leistungssteigerung, sondern im Gegenteil sogar zu Leistungseinbußen, Müdigkeit, schweren Beinen oder Schlafstörungen.

Häufig können zusätzliche Stressoren wie Probleme in der Beziehung oder im Job, Prüfungssituationen, zu schnelle Wiederaufnahme des Trainings nach Infekten oder nährstoffarme Ernährung die Problematik verstärken.

Also nicht nur zu wenig Sport ist ungesund, sondern auch zu viel.

Eine organische Ursache sollte durch einen Arzt aber definitiv ausgeschlossen werden. Ein Nichtbeachten von Infekten als Ursache muss ausgeschlossen werden. Veränderte Laborwerte wie das von dem Muskelenzym Kreatinkinase (CK) oder Harnstoff, das beim Abbau von Eiweißen entsteht, oder die Hormone der Hypophyse wie TSH oder FSH können labortechnisch Hinweise auf ein Übertrainingssyndrom geben.

Sie müssen aber nicht unbedingt verändert sein und dennoch kann das ÜTS vorherrschen.

Aktuell wird zur Behandlung des Übertrainingssyndroms eine Therapie mit Antidepressiva diskutiert, kann aber noch nicht empfohlen werden. Therapeutisch hilft am besten, die Intensität zu reduzieren, bis hin zur vollständigen Trainingspause. Empfehlenswert wären dann zunächst nur regenerative Trainingseinheiten im Bereich der aeroben Schwelle und/oder ein Wechsel zu einer anderen Sportart, die konditionell nicht belastet.

Wie ernähre ich mich vor und während eines Wettkampfes?

Vor einem Wettkampf müssen sämtliche Speicher gefüllt sein, das heißt die

Energie-, Vitamin- und Mineralstoffspeicher. Um die Kohlenhydratspeicher zu füllen, feiern viele Sportler sog. Nudelpartys am Abend vor dem Wettkampf.

Am Wettkampftag sollte die letzte Mahlzeit 3 h vor dem Start gegessen werden. Bei längeren Aktivitäten ist es sinnvoll, kurz vor dem Start 0,5 l eines Kohlenhydrat-/Elektrolytmischgetränkes (z. B. Fruchtsaftschorle im Mischverhältnis 1:1) einzunehmen. Damit kann man einer Überwärmung des Körpers vorbeugen. Bei Sportlern mit schlechterem Trainingszustand empfiehlt sich eine Flüssigkeitsaufnahme nach 30 min Belastung und bei gut trainierten Sportlern nach einer Belastung von 60 min.

Während der Belastung empfehle ich kleine Snacks wie Müsliriegel oder Obst, und bei stärkerer Belastung sollte darauf geachtet werden, dass der Flüssigkeitsverlust ausgeglichen wird. Am besten nimmt man alle 15 min 0,25 l Flüssigkeit zu sich. Trinken Sie hierfür mineralstoffhaltige Mineralwasser. Gegebenenfalls kann man diese bei kürzeren Wettkämpfen im Verhältnis 2:1 mit einem Fruchtsaft und bei längeren Wettkämpfen, um dem Körper Energie über Kohlenhydrate zuzuführen, im Verhältnis 1:1 mischen.

Bei Spielsportarten wie Fußball oder Handball kann das Mischverhältnis nach individueller Verträglichkeit verändert werden. Der Saftanteil sollte aber auf keinen Fall überwiegen. Bei höheren Temperaturen ist es immer sinnvoll, den Anteil des Mineralwassers zu erhöhen, um dem Flüssigkeitsverlust entgegenzuwirken. Hierbei wäre ein Verhältnis von 4:1 möglich. Am besten Sie fangen mit dem Trinken an, bevor sich der Körper durch Durst meldet.

Zuletzt sei noch erwähnt, dass ein ideales Mineralwasser für den Sport einen Magnesiumgehalt von 100 mg und einen Calciumgehalt von 200 mg pro Liter haben und auf keinen Fall natriumarm sein sollte.

Was ist der Nachbrenneffekt? Muss ich dafür Kalorien zu mir nehmen?

Der sog. Nachbrenneffekt hat nichts mit der Nahrungsaufnahme zu tun. Der Afterburneffekt tritt nach einem intensiven Training auf.

Hier hat man nach dem Training in der Ruhephase einen schnelleren Stoffwechsel, der bis zu 2 h anhalten kann. In dieser Phase werden im Gegensatz zur herkömmlichen Ruhephase mehr Kalorien verbrannt. Die Zeit bietet sich an, um eine eiweißreiche Mahlzeit zuzuführen, da das Eiweiß dann sehr gut verwertet werden kann. Darüber hinaus hat Eiweiß wenig Kalorien, was in punkto Körperfettreduktion wichtig ist.

Wenn es Ihnen um ein weiteres Abnehmen geht, würde ich in dieser Phase nur wenig Kohlenhydrate zu mir nehmen, dafür eher Eiweiß und Salat, Gemüse oder Obst. Ansonsten ist die Tagesgesamtbilanz wichtig. Da sollten Sie mehr Kalorien verbrauchen, als Sie Ihrem Körper zuführen, bezogen auf den Körperfettabbau.

Wie sinnvoll ist L-Carnitin für Sportler?

L-Carnitin verdankt seinem Namen dem lateinischen Namen für Fleisch, nämlich „carnes". Dort ist dieser Nährstoff enthalten und so kann er auch aufgenommen werden.

Im Körper ist L-Carnitin verantwortlich für die Energiegewinnung aus Fetten. Es dient nämlich als Transportshuttle für Fettsäuren.

Ein Eisenmangel, eine verminderte Ernährung mit Fleisch und besonders intensive sportliche Belastungen können zu einem Mangel an L-Carnitin führen. Eine verminderte Versorgung wiederum kann zu einem Leistungsabfall und zu einer verschlechterten Regeneration führen. L-Carnitin ist also für alle, die einen erhöhten Energiebedarf haben, sehr wichtig. Dazu gehören neben den Sportlern im Übrigen auch Schwangere und gestresste Menschen.

Neben der Muskelleistungen hat L-Carnitin aber noch weitere positive Eigenschaften: Es stärkt das Immunsystem und vermindert dadurch Infekte, es verlangsamt die Alterung des Gehirns, verbessert die Leberfunktion und erhöht die Fruchtbarkeit der Spermien. Unfruchtbare Männer haben häufiger eine niedrigere Konzentration von Carnitin im Sperma als fruchtbare Männer.

Die höchste Konzentration im Körper besitzt der Herzmuskel. Bei Herzkrankheiten kann es jedoch zu einer Unterversorgung kommen. Durch eine chronische Unterversorgung mit Sauerstoff und einem Mangel an Carnitin können die Fettsäuren nicht mehr abgebaut werden und es kommt zu deren Anhäufung im Myokard, im Herzmuskel. Dann werden wichtige enzymatische Reaktionen gehemmt. Herzkranken Menschen kann man durch die Zufuhr von Carnitin also auch etwas Gutes tun.

Gelegentlich liest man, dass L-Carnitin auch Fettpolster zum Schmelzen bringt. Das ist in dieser Form leider nicht ganz richtig. Carnitin spielt zwar eine entscheidende Rolle in der Fettverbrennung, aber es kann daraus nicht geschlossen werden, dass man nur durch die Einnahme von Carnitin überschüssiges Fett verbrennt. Wenn man aber abnehmen möchte und eine Ernährungsumstellung mit mehr Bewegung kombiniert, kann es die Fettverbrennung unterstützen.

Früher wurde übrigens Carnitin als Vitamin T bezeichnet, da es identisch mit dem Wachstumshormon des Mehlwurms ist. Da aber Carnitin vom Menschen selber hergestellt werden kann, kann es kein Vitamin sein, denn Vitamine haben die Eigenschaft, dass sie nicht im menschlichen Körper synthetisiert werden können. Die Bezeichnung ist also nicht richtig.

Wer sollte Joggen – wer walken?

Wissenschaftler der North Carolina State University fanden heraus, dass Joggen nicht so ermüdend ist wie walken und es zudem deutlich effizienter ist.

Die Wadenmuskulatur war beim Joggen deutlich mehr beansprucht als beim Walken, da mehr Energie an die Achillessehne weitergegeben werden konnte.

Auch bei der Fettverbrennung hat das Joggen einen Vorteil. Bei gleicher Zeit verbrennt man durch das Walken weniger Kalorien. Beim Walken kommt es letztlich darauf an, wie intensiv man es betreibt. Durch den Einsatz von Nordic-Walking-Stöcken können Sie die Arm- und Rückenmuskulatur mit einbeziehen. Die Arme sollten möglichst weit schwingen und die Stöcke möglichst lange Bodenkontakt halten.

Für Anfänger und etwas Übergewichtigere kann das Walken aber ein hervorragender Einstieg bedeuten. Generell sei gesagt, dass auch ein kleiner Spaziergang Bewegung beinhaltet und mit Sicherheit besser ist, als auf der Couch zu sitzen.

Was sind diese Mitochondrien?

Mitochondrien sind die Kraftwerke in unserem Körper. Sie kommen in allen Zellen unseres Körpers außer den roten Blutkörperchen vor (ca. 1000–2000 Mitochondrien/Zelle). Es handelt sich dabei um kleine Zellorganellen, deren Hauptaufgabe darin besteht, innerhalb der Atmungskette das Energiemolekül ATP zu produzieren.

Wenn man sich immer fit und voller Energie fühlt, dann arbeiten die Mitochondrien sehr gut. Leider kommt es aber bei einigen Menschen vor, dass die Mitochondrien veralten und die Energieleistung abnimmt. Bedauerlicherweise können sich diese alten Mitochondrien leichter duplizieren, Mitochondrien besitzen eine eigene DNA, sodass eine stetige Leistungsreduktion die Folge ist.

Die Mitochondrien bilden das ATP aus Kohlenhydraten oder aus Fetten. Einfacher ist es allerdings für sie, die Energie aus Kohlenhydraten zu produzieren. Der Nachteil dabei ist, dass sie einiges an freien Radikalen herstellen. Und diese freien Radikale führen zu oxidativem Stress, der uns schneller altern lässt. Und das möchten wir ja eigentlich nicht so gerne.

Wie kommt es nun aber zu geschädigten Mitochondrien?

Es gibt einige Ursachen, die wohl die meisten von uns betreffen. Nehmen wir zum Beispiel mal Medikamente. Ich bin kein Gegner von Medikamenten, aber Sie sollten mit Bedacht und nur wenn unbedingt notwendig eingenommen

werden. Zu den schädigenden Medikamenten gehören
z. B. Antibiotika, genauer gesagt die Tetracycline, das
Diabetesmittel Metformin, die Statine, die den Cholesterinspiegel senken sollen, aber auch Schmerzmittel wie Paracetamol oder Ibuprofen.

Weitere Ursachen sind eine Schwermetallbelastung wie
z. B. mit Quecksilber, das in den Amalgamfüllungen vorhanden ist, Stress, Sauerstoffmangel oder Entzündungen,
von denen wir gar nichts wissen.

Glücklicherweise gibt es verschiedene Möglichkeiten,
unsere Mitochondrien zu stärken. Hierfür möchte ich
Ihnen ein paar Möglichkeiten aufzeigen:

- Mikronährstoffe: Hierzu zählen z. B. Eisen, Vitamin D,
  Magnesium, B-Vitamine, Coenzym Q10, Arginin, Car-
  nitin, Omega-3-Fettsäuren und Antioxidantien wie Vit-
  amin C, Vitamin E oder Alpha-Liponsäure.
- Kältetherapie: kalt duschen, Eiswanne, Eissauna.
- Ausdauer- und Krafttraining: Hierbei gilt auch wieder
  maßvoll trainieren und nicht so, dass es in Stress für den
  Körper ausartet.
- Kohlenhydratreduzierte Ernährung, ggf. Intervallfasten.
- Höhentraining.

Höhentraining – Nur für Leistungssportler und Astronauten sinnvoll?

Das Höhentraining ist eine gute Möglichkeit, die Mitochondrien zu stärken. Leider haben aber nicht alle Menschen die Berge vor der Haustür. Ich z. B. wohne im Flach-
land und komme meistens nur im Winter für eine Woche

auf den Berg. Es gibt allerdings auch die Möglichkeit, ein sog. Zelltraining mittels IHHT zu machen.

IHHT steht für Intervall-Hypoxie-Hyperoxie-Therapie. Hypoxie bedeutet wenig Sauerstoff, und Hyperoxie bedeutet viel Sauerstoff. Bei dieser Therapie atmet man, in einem Sessel liegend, abwechselnd niedrig-und hochprozentigen Sauerstoff ein. Niedrig bedeutet ca. 9–13 %, das wäre als wären Sie auf einem Berg von 4000–5000 m über Meereshöhe, und hochprozentiger Sauerstoff hat einen Sauerstoffgehalt von 36 %. Zum Vergleich, wir haben in Deutschland 21 % in der Atemluft (in manchen deutschen Großstädten nur 20 %).

Das Training macht man 5 min in Hypoxie und 3 min in Hyperoxie, im Intervall, also jeweils im Wechsel, insgesamt in der Regel 5-mal. Das Training sollte möglichst 2-mal in der Woche stattfinden, 10–15 Sitzungen. Durch diesen Wechsel sterben die alten Mitochondrien ab und es wird ein Regenerationsvorgang gestartet. Es bilden sich also wieder neue, frische Mitochondrien. Daraus ergeben sich für den Körper viele positive Vorteile.

Hierzu gehören eine höhere Energiegewinnung in Form von ATP, eine Stärkung des Immunsystems, eine größere psychische und physische Belastbarkeit mit Verbesserung der Stressresistenz, eine Balancierung der Hormontätigkeit und eine Aktivierung des Fettstoffwechsels.

Aufgrund der Intervallhypoxie wird zudem vom Körper der sog. HIF-1 alpha ausgeschüttet. Das steht für Hypoxic Inducibale Factor 1 alpha, der für uns einen Schutzmechanismus auslöst. Er befindet sich in allen Zellen, in allen Organen und verändert bzw. aktiviert in unserem Erbgut die Gene so, dass sie auch mit weniger Sauerstoff auskommen können. Hierfür hat ein Wissenschaftler 2019 den Nobelpreis erhalten.

Durch eine Unterversorgung mit Sauerstoff kommt es zudem zu einer Ausweitung unseres Gefäßnetzwerkes, was zu einer verbesserten Durchblutung der Organe führt. Es wird auch vermehrt Stickstoffmonoxid von den Endothelzellen, den Zellen der inneren Gefäßschicht, ausgeschüttet.

Dieses NO, so die chemische Formel, bewirkt wahre Wunder. Es bewirkt nämlich eine Weiterstellung der Gefäße. Das haben wir ja auch schon beim Arginin gelernt. Ist das System gestört, entstehen Krankheiten wie Arteriosklerose, Bluthochdruck, Diabetes oder Erektionsstörungen. In hoher Konzentration einatmen sollte man es allerdings nicht, wie das bei Smog der Fall sein kann. Es ist nämlich auch ein Giftgas. Bei der IHHT ist es natürlich nicht in der Atemluft enthalten, sondern man nutzt den positiven Effekt auf das Gefäßsystem.

Es ist interessant zu beobachten, wie das Herz-Kreislauf-System auf den niedrigen Sauerstoff reagiert. Die Herzfrequenz verhält sich nämlich antizyklisch. Das bedeutet, wenn man den niedrigen Sauerstoffgehalt einatmet, geht der Herzschlag hoch, atmet man dann wieder hochprozentigen Sauerstoff ein, geht er wieder runter.

Vielleicht haben Sie das auch schon an sich selbst festgestellt, wenn Sie auf einem hohen Berg waren: Die Atmung fällt einem zunächst etwas schwerer und das Herzklopfen wird stärker.

Da sich aber die Einstellung an einem Gerät verändern lässt, können Menschen mit ganz unterschiedlichen Konstitutionen wunderbar therapiert werden.

Bedauerlicherweise hatte ich zuletzt zweimal erlebt, dass Patienten, denen ich eine IHHT empfohlen habe, mir berichtet haben, dass ein anderer Arzt – beides Mal waren es Lungenfachärzte – ihnen erklärt hätte, dass die IHHT nichts brächte. Mein Eindruck ist, dass diese Ärzte nicht verstanden haben, was genau gemacht wird, oder sich mit Stoffwechsel weniger gut auskennen.

Den einen Patienten konnte ich noch von der Wirksamkeit der IHHT überzeugen. Der andere ist zwar noch Patient in meiner Praxis, aber er ist so verunsichert, dass er sich bis heute noch nicht dazu durchringen konnte, die Therapie zu starten. Obwohl sie ihm aus meiner Sicht gut tun würde.

Für diejenigen, die es interessiert: Den Hauptteil unserer Atemluft nimmt nicht der Sauerstoff, sondern der Stickstoff ein, nämlich ca. 78 %. Argon und Kohlenstoffdioxid sind mit knapp unter 1 % bzw. 0,04 % nur marginal vertreten.

Wie kann ich meinen Stoffwechsel messen?

In meiner Praxis führe ich eine wissenschaftlich anerkannte Messung der Atemgase durch. Hierfür sitzt der Patient ruhig auf einem Stuhl und muss mit geschlossener Nase für einige Minuten gleichmäßig mit dem Mund in ein spezielles Messgerät atmen.

Mithilfe der Messung der Sauerstoffaufnahme und der Kohlenstoffdioxidabgabe lässt sich ein Stoffwechselprofil erstellen. Genauer gesagt lässt sich damit beurteilen, wie hoch der Grundumsatz ist, also die Menge an Kalorien, die man in Ruhe verbrennt, ohne dass man sich bewegt, ob man eher in der Zuckerverbrennung oder der Fettverbrennung ist, wie hoch der Fettkalorienanteil an der Energiegewinnung ist, ob der Körper übersäuert ist und ob die Zellen den Sauerstoff, der eingeatmet wird, überhaupt richtig nutzen können.

Leider zeigt sich vermehrt, dass der Stoffwechsel bei vielen Menschen nicht effizient arbeitet. Dabei ist es egal, ob man übergewichtig oder schlank ist. Ich habe auch viele schlanke Menschen als Patienten, die eine unzureichende Stoffwechselleistung haben.

Anhand der Stoffwechselmessung (Abb. 2.2) möchte ich einmal genau erklären, wo bei dieser Patientin die Defizite liegen.

Bei jeder der vier Komponenten, also Sauerstoffverwertung, Energieverwertung, respiratorische Säurelast und Fettkalorienanteil, können maximal 100 Punkte erreicht werden. Das ergibt eine maximal erreichbare Punktzahl von 400 Punkten.

Der optimale Bereich liegt zwischen 241 und 400 Punkten. Wenn man zwischen 81 und 240 Punkten liegt, ist man im verbesserungswürdigen Bereich und alles darunter ist unzureichend. Diese Patientin hatte lediglich 25 Punkte, sie lag also in allen Bereichen viel zu niedrig. Es zeigte sich, dass sie viel zu stark in der Zuckerverbrennung war und Fette als Energiequelle gar nicht nutzen konnte. Außerdem war sie stark übersäuert.

Die Ursache hierfür finden wir, wie so häufig, in einer falschen Ernährung, zu wenig Bewegung und einer schlechten Sauerstoffverwertung.

Die meisten Menschen konsumieren zu viel Zucker. Man muss sich mal vor Augen halten, dass Männer im Schnitt pro Tag ca. 41 und Frauen ca. 37 Würfelzucker zu sich nehmen. Vor 150 Jahren waren das bei den Menschen in Mitteleuropa weniger als die Hälfte. Zucker ist nicht nur in Schokolade und Softdrinks enthalten, sondern auch in Säften und Getreideprodukten, die zu Mehl verarbeitet werden. Sie enthalten Stärke, was ebenfalls zu den Kohlenhydraten gerechnet wird.

Stoffwechselpotenzial

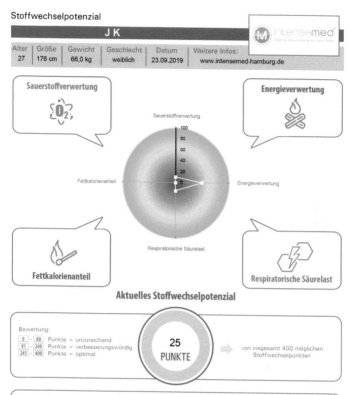

Abb. 2.2 Stoffwechselmessung einer 27 Jahre alten Patientin aus meiner Praxis

Stoffwechselprofil

J K

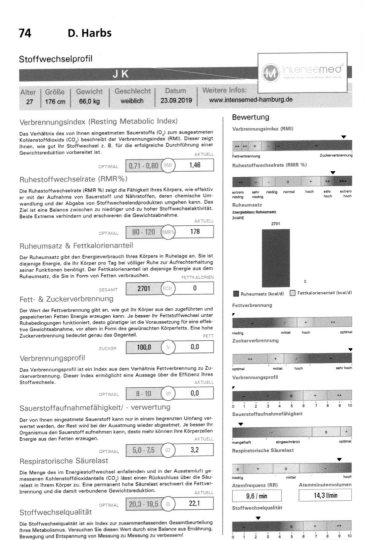

Alter	Größe	Gewicht	Geschlecht	Datum	Weitere Infos:
27	176 cm	66,0 kg	weiblich	23.09.2019	www.intensemed-hamburg.de

Verbrennungsindex (Resting Metabolic Index)

Das Verhältnis des von Ihnen eingeatmeten Sauerstoffs (O_2) zum ausgeatmeten Kohlenstoffdioxidanteils (CO_2) beschreibt der Verbrennungsindex (RMI). Dieser zeigt Ihnen, wie gut Ihr Stoffwechsel z. B. für die erfolgreiche Durchführung einer Gewichtsreduktion vorbereitet ist.

AKTUELL
OPTIMAL 0,71 - 0,80 (RMI) 1,46

Ruhestoffwechselrate (RMR%)

Die Ruhestoffwechselrate (RMR%) zeigt die Fähigkeit Ihres Körpers, wie effektiv er mit der Aufnahme von Sauerstoff und Nährstoffen, deren chemische Umwandlung und der Abgabe von Stoffwechselendprodukten umgehen kann. Das Ziel ist eine Balance zwischen zu niedriger und zu hoher Stoffwechselaktivität. Beide Extreme verhindern und erschweren die Gewichtsabnahme.

AKTUELL
OPTIMAL 90 - 120 (RMR%) 178

Ruheumsatz & Fettkalorienanteil

Der Ruheumsatz gibt den Energieverbrauch Ihres Körpers in Ruhelage an. Sie ist diejenige Energie, die Ihr Körper pro Tag bei völliger Ruhe zur Aufrechterhaltung seiner Funktionen benötigt. Der Fettkalorienanteil ist diejenige Energie aus dem Ruheumsatz, die Sie in Form von Fetten verbrauchen.

FETTKALORIEN
GESAMT 2701 (KCAL) 0

Fett- & Zuckerverbrennung

Der Wert der Fettverbrennung gibt an, wie gut Ihr Körper aus den zugeführten und gespeicherten Fetten Energie erzeugen kann. Je besser Ihr Fettstoffwechsel unter Ruhebedingungen funktioniert, desto günstiger sind die Voraussetzung für eine effektive Gewichtsabnahme, vor allem in Form des gewünschten Körperfetts. Eine hohe Zuckerverbrennung bedeutet genau das Gegenteil.

FETT
ZUCKER 100,0 (%) 0,0

Verbrennungsprofil

Das Verbrennungsprofil ist ein Index aus dem Verhältnis Fettverbrennung zu Zuckerverbrennung. Dieser Index ermöglicht eine Aussage über die Effizienz Ihres Stoffwechsels.

AKTUELL
OPTIMAL 8 - 10 (VP) 0,0

Sauerstoffaufnahmefähigkeit/ - verwertung

Der von Ihnen eingeatmete Sauerstoff kann nur in einem begrenzten Umfang verwertet werden, der Rest wird bei der Ausatmung wieder abgeatmet. Je besser Ihr Organismus den Sauerstoff aufnehmen kann, desto mehr können Ihre Körperzellen Energie aus den Fetten erzeugen.

AKTUELL
OPTIMAL 5,0 - 7,5 (O2) 3,2

Respiratorische Säurelast

Die Menge des im Energiestoffwechsel anfallenden und in der Ausatemluft gemessenen Kohlenstoffdioxidanteils (CO_2) lässt einen Rückschluss über die Säurelast in Ihrem Körper zu. Eine permanent hohe Säurelast erschwert die Fettverbrennung und die damit verbundene Gewichtsreduktion.

AKTUELL
OPTIMAL 20,3 - 19,5 (SL) 22,1

Stoffwechselqualität

Die Stoffwechselqualität ist ein Index zur zusammenfassenden Gesamtbeurteilung Ihres Metabolismus. Versuchen Sie diesen Wert durch eine Balance aus Ernährung, Bewegung und Entspannung von Messung zu Messung zu verbessern!

Bewertung

Verbrennungsindex (RMI)
Fettverbrennung — Zuckerverbrennung

Ruhestoffwechselrate (RMR %)
extrem niedrig / sehr niedrig / niedrig / normal / hoch / sehr hoch / extrem hoch

Ruheumsatz
Energiebilanz Ruheumsatz [kcal/d]
2701 / 0

☐ Ruheumsatz (kcal/d)   ☐ Fettkalorienanteil (kcal/d)

Fettverbrennung
niedrig / mittel / hoch / optimal

Zuckerverbrennung
optimal / mittel / hoch / sehr hoch

Verbrennungsprofil
0 1 2 3 4 5 6 7 8 9 10

Sauerstoffaufnahmefähigkeit
mangelhaft / eingeschränkt / optimal

Respiratorische Säurelast
niedrig / mittel / hoch

Atemfrequenz (RR)
9,6 / min

Atemminutenvolumen
14,3 l/min

Stoffwechselqualität
0 1 2 3 4 5 6 7 8 9 10

Ihr Ansprechpartner

Intensemed - Privatpraxis für Allgemeinmedizin, Böttgerstraße 13, 20148, Hamburg, 040 45069890, www.intensemed-hamburg.de, info@intensemed-hamburg.de

Abb. 2.2 (Fortsetzung)

Zusammen mit dieser Stärke kommen Männer dann auf 100 kg und Frauen auf 80 kg Zucker pro Jahr. Das ist natürlich eine massive Zuckerüberbelastung für den Körper.

Die Folgen davon ist neben der ständigen Ausschüttung von Insulin und der damit einhergehenden Hemmung der Fettverbrennung auch eine vermehrte Produktion von Zuckersäuren, die zu einer Übersäuerung führt und damit auch zu einer verminderten Sauerstoffversorgung der Mitochondrien,

Diese Brennöfen der Zellen sind dann nicht mehr in der Lage, Fett zu verbrennen. Der Körper ignoriert dies in dem Moment aber – er hat ja Zucker zur Verfügung, aus dem er Energie produzieren kann. Die Fettverbrennung liefert aber deutlich mehr Energie in Form von ATP, als es die Verstoffwechslung von Zucker macht.

Für einen gut eingestellten Stoffwechsel brauchen wir also Sauerstoff und Brennstoff (Zucker/Fett). Stellen wir uns das Ganze einmal als Ofen vor. Ohne Sauerstoff können die Brennstoffe nicht gut genutzt werden. Der Ofen wärmt nicht ausreichend. Geben wir zu viel Brennstoff in den Ofen, in unserem Fall Zucker, dann qualmt er nur etwas vor sich hin. Ist man hingegen in einem guten Fettstoffwechsel, können wir ausreichend Energie für mehr Vitalität erzeugen und gleichzeitig Körperfett reduzieren.

Ein Ausdauertraining im Grundlagenbereich, wie ich es bei der Spiroergometrie-Frage beschrieben habe (s. Abschn. „Was ist eine Spiroergometrie?"), ein Muskeltraining zu Erhöhung des Grundumsatzes, eine kohlenhydratreduzierte und basenreichere Ernährung mit mehr Gemüse und die oben beschriebene IHHT sind in Kombination ein hervorragendes Therapiekonzept zur Verbesserung Ihres Stoffwechsels.

Welche Nährstoffe sind für die Gelenke gut?

Jedes Gelenk ist mit einem Knorpel überzogen. Den brauchen wir, damit es gut gleiten kann und nicht Knochen auf Knochen reibt. Leider kann es sein, dass sich im Laufe der Zeit dieser Knorpel abnutzt – es entsteht die bekannte Arthrose. Das kann sehr schmerzhaft werden. Es gibt jedoch verschiedene Nährstoffe, die die Gelenke unterstützen.

Hyaluronsäure wird vom Körper selbst, nämlich von den Synovialzellen (Zellen der Gelenkinnenhaut), den Fibroblasten (Bindegewebszellen) und den Chondrozyten (Knorpelzellen) synthetisiert und ist der wichtigste Anteil der Gelenkschmiere.

Es gibt die Möglichkeit, sich Hyaluron von einem Orthopäden oder Sportmediziner in das Gelenk spritzen zu lassen. Für so eine Spritzenkur sind in der Regel 3–5 Injektionen notwendig. Die Spritzenkur bewirkt, dass der Schmerz reduziert und das Gelenk wieder etwas gleitfähiger wird. Wie lange die Wirkung anhält, ist natürlich individuell je nach Arthrosegrad unterschiedlich und kann nicht pauschal gesagt werden. Generell kann man aber sagen, dass eine Mindestmenge an Knorpel noch vorhanden sein muss, damit eine Wirkung erzielt werden kann. Sollte dies nicht der Fall sein, kommt man um einen prothetischen Gelenkersatz wohl nicht herum.

Hyaluronsäure kann aber nicht nur gespritzt werden, sondern man kann sie auch oral als Kapsel einnehmen. Häufig werden Kapseln mit noch weiteren Nährstoffen angeboten, die den Knorpel unterstützen. Dazu gehören auch Chondroitin und Glucosamin..

Chondroitinsulfat benötigt der Knorpel für seine Elastizität und seine Widerstandsfähigkeit. Es fördert die Kollagensynthese und erhöht die Bildung von Hyaluronsäure. Die positive Wirkung von Chondroitinsulfat konnte in einer Studie belegt werden, bei der es in Kombination mit Glucosamin bei Patienten mit einer primären Kniegelenksarthrose zu einer über 50 %igen Schmerzreduktion kam. Zudem konnten die Gelenksteifigkeit (46,9 %), Schwellungen (53 %), Gelenkergüsse (56 %) und Funktionsstörungen (45,5 %) allesamt signifikant verbessert werden. Verglichen wurde diese Kombination mit dem Medikament Celecoxib. Die Wirksamkeit beider Therapien war gleich.

Glucosamin ist ein Bestandteil der Knorpelmatrix und reguliert Entzündungsprozesse im Körper, die verantwortlich für den Knorpelabbau sind. Chondroitin und Glucosamin sollten, wenn man sie als Nahrungsergänzungsmittel einnehmen möchte, am besten an Sulfat gebunden sein, also mit Schwefel, damit sie ins Gelenk gelangen.

Und wenn wir gerade beim Schwefel sind – das ist übrigens das, was man riecht, wenn man ein Streichholz anzündet – möchte ich Ihnen natürlich auch nicht MSM vorenthalten.

MSM steht für Methylsulfonylmethan. Diese Verbindung liefert den Schwefel, der für den Knorpelschutz wichtig ist, da der Schwefel zum einen antioxidativ wirkt und zum anderen die Proteine im Körper stabilisiert. Schon seit einer geraumen Zeit werden schwefelhaltige Produkte erfolgreich in der Schmerztherapie besonders bei Arthrose und Arthritis, aber auch bei Verletzungen im Sport eingesetzt.

Für die Wirkung wird ein sehr interessanter Ansatz diskutiert. So soll MSM einen ähnlichen Wirkmechanismus wie Aspirin, Ibuprofen oder Diclofenac haben, indem es ein Enzym hemmt, dass sich Cyclooxygenase (COX) nennt. Dieses Enzym wiederum stellt Prostaglandine her, welche mitverantwortlich für eine Entzündungsreaktion sind. Wird nun also diese COX gehemmt, wird die Entzündung und damit auch der Schmerz reduziert. Studien konnte belegen, dass der Schmerzindex bei Patienten mit Arthrose und degenerativen Gelenkerkrankungen sowohl durch MSM alleine als auch in Kombination mit Glucosaminen gemindert werden konnte. Da es sich hierbei um körpereigene Substanzen handelt, wäre ihr Einsatz anstelle von Medikamenten durchaus in Erwähnung zu ziehen. Zumal MSM auch in einer höheren Dosierung ohne Nebenwirkungen ist, was ein Versuch im Tiermodell bestätigen konnte.

Nebenbei sei noch erwähnt, dass MSM auch bei allergischen Reaktionen wie z. B. Heuschnupfen eingesetzt werden kann. Für eine Studie nahmen die Teilnehmer für den Zeitraum von 30 Tagen 2600 mg MSM/Tag ein. Es konnte festgestellt werden, dass dadurch die typischen Symptome der oberen und unteren Atemwege nach 7 bzw. 30 Tagen signifikant gelindert wurden. Der medikamentöse Einsatz von den gerne verschriebenen Antihistaminika könnte dadurch reduziert werden.

Ich persönlich bin auch ein großer Freund von der Teufelskralle und von Weihrauch.

Wenn ich Weihrauch höre, muss ich immer als Erstes an meine Kindheit denken, als ich einmal von der Kirchenbank gekippt bin, weil mir ein Messdiener ständig den Weihrauch ins Gesicht wedelte. Wir erinnern uns aber auch an die heiligen drei Könige, die dem Jesuskind zur Geburt Weihrauch neben Gold und Myrrhe brachten. Das hatte schon seinen Sinn, warum sie ihm das schenkten. Es war und ist sehr nützlich.

Boswellia serrata, so wird der Weihrauch im Lateinischen bezeichnet, ist das luftgetrocknete Gummiharz, das von dem Weihrauchbaum gewonnen wird. Weihrauch hat entzündungshemmende Eigenschaften ähnlich dem Kortison. Deswegen kann er bei Gelenkentzündungen, asthmatischen Beschwerden und auch bei chronisch entzündlichen Darmerkrankungen, wie dem Morbus Crohn oder der Colitis ulcerosa, eingesetzt werden.

Last but not least, die Teufelskralle. Sie stammt ursprünglich aus Afrika und ist natürlich nicht teuflisch. Ganz im Gegenteil. Ende der 1950er-Jahre konnte man in ersten Versuchen den entzündungshemmenden Effekt von Harpagophytum procumbens, wie der lateinische Name ist, nachweisen. Weitere Studien folgten, die eine positive Wirkung auf Erkrankungen des Bewegungsapparates, Rückenschmerzen, aber auch auf Appetitlosigkeit zeigten.

Aber nicht nur Nährstoffe sind wichtig für den Gelenkknorpel. Gelenke brauchen Bewegung.

Früher wurde empfohlen – bedauerlicherweise auch oft von Ärzten –, dass man sich schonen sollte. Heute wissen wir, dass das grundfalsch ist. Mit Bewegung wird der Stoffwechsel gefördert und die Durchblutung des Gelenkes verbessert, wodurch das Gelenk mit der Gelenkinnenhaut und der Gelenkschmiere besser mit Nährstoffen versorgt wird.

Apropos Gelenkschmiere: Sie können sich das so wie bei einem Auto vorstellen. Da benötigt der Kolben ja auch Motoröl.

Verleiht Taurin Flügel?

Taurin wird zwar häufig zu den Aminosäuen gezählt, ist es aber aufgrund seiner chemischen Struktur nicht.

Bekanntheit hat es durch einen Energydrink erhalten und viele Leute denken deswegen, dass es Flügel verleihe. Der wachmachende Effekt rührt aber eher von dem Koffein, der darin erhalten ist. Taurin wird hinzugegeben, um die negativen Begleiterscheinungen wie Nervosität, ein hoher Puls oder sogar Angst zu reduzieren.

Energydrinks sind aufgrund des hohen Koffein- und Zuckergehaltes keine optimale Quelle, um Taurin zu sich zu führen. Der Name Taurin kommt von dem lateinischen Namen Taurus (Stier), weil es zum ersten Mal in Stierhoden gefunden wurde. Es wird aus den beiden Aminosäuren Methionin und Cystein gebildet.

Taurin hat viele sehr positive Eigenschaften, die sich schon einige Sportler zu Nutzen machen. Bei Kraftsportlern kommt es zum Einsatz, weil der Flüssigkeitshaushalt in den Muskelzellen verbessert und dadurch die Proteinsynthese angeregt wird.

Außerdem wirkt es positiv inotrop. Das bedeutet, dass das Herzschlagvolumen verbessert wird, und ist besonders in der Regenerationsphase nach dem Sport sinnvoll.

Vor dem Training eingenommen, verbessert Taurin die körperliche Leistungsfähigkeit. Zusammen mit BCAAs konnte eine Studie aus Japan 2013 zeigen, dass Taurin Muskelschmerzen lindert. Da Taurin auch antioxidativ wirkt, schützt es die Zellen vor freien Radikalen. Ferner unterstützt es die Entgiftung und stärkt das Immunsystem.

Taurin finden wir in der Nahrung hauptsächlich in Fleisch und Meeresfrüchten wie Austern und Garnele sowie in Innereien. In Gemüse ist es kaum oder gar nicht enthalten.

Da erkennt man sofort, dass vegetarische oder vegane Sportler unbedingt darauf achten sollten, dass sie ausreichend Taurin bekommen und ggf. auch substituieren.

Auch für Patienten mit Erkrankungen oder Menschen, die sich präventiv schützen wollen, ist die zusätzliche Einnahme sinnvoll. Die empfohlene Menge liegt bei 500–2000 mg. Bei Tagesmengen über 3 g kann es zu Durchfall kommen.

Kombinieren sollte man Taurin nicht mit Aspirin, da es zu einer Erhöhung der Magensäure kommen kann. Die Gefahr, ein Magengeschwür zu bekommen, kann mit der zeitgleichen Einnahme des Taurins mit Nahrung oder Milch umgangen werden.

3

Mental Balance – Das Wichtigste gegen Stress

„Wer alles mit einem Lächeln beginnt, dem wird das Meiste gelingen."

(Dalai Lama)

Wie wirkt sich Stress auf den Körper aus?

Früher waren unsere Vorfahren Gefahren wie wilden Tieren ausgeliefert. Was ihnen blieb, war entweder zu kämpfen oder die Beine in die Hand zu nehmen und zu laufen.

Der Körper reagiert darauf mit einer Ausschüttung der Stresshormone Adrenalin und Kortisol. Die Folge davon ist eine Erhöhung der Herzfrequenz, die Muskulatur wird besser durchblutet und spannt sich an, und die Verdauung, die in dem Moment nicht so wichtig ist, wird heruntergefahren. Damit sind wir also für eine Flucht oder für den Kampf besser gerüstet.

Irgendwann ist es aber wieder vorbei und der Urmensch konnte sich erholen. Und hier liegt leider das Problem unserer heutigen Zeit. Viele leiden aufgrund von unterschiedlichen Belastungen im Beruf oder im Privatleben unter einer Dauerstresssituation.

Wie sich das auf den Körper auswirken kann, sieht so aus:

Ein ständig erhöhter Blutdruck kann zu Herzinfarkt und Schlaganfall führen.

Kortisol ist ein Gegenspieler von Insulin. Damit der Blutzucker aber in die Zellen transportiert werden kann, muss die Bauchspeicheldrüse vermehrt Insulin produzieren. Das erhöht die Gefahr an einem Diabetes zu erkranken. Kortisol unterdrückt zudem auch Fieber und Entzündungen. Erkältungsviren können leichter in den Körper gelangen und halten sich länger in ihm auf. Es besteht dadurch die Gefahr, dass Krankheiten verschleppt werden. Die Folge ist, dass die Krankheit dann ausbricht, wenn der Stress vorbei ist.

Haben Sie sich nicht auch schon mal gewundert, warum Sie immer im Urlaub krank werden? Viele Menschen kennen das. Man arbeitet das ganze Jahr hart und wenn man endlich seinen wohlverdienten Urlaub antreten möchte, wird man krank. Die Nase schnieft, der Hals kratzt, und dann auch noch der lästige Husten. Dieses Phänomen hat sogar einen Namen: „leisure sickness".

Des Weiteren kann es aufgrund der Drosselung der Durchblutung des Magen-Darm-Bereiches zu Verstopfung, aber auch zu Durchfall kommen. Nicht selten entstehen Entzündungen oder Geschwüre. Wie oben beschrieben, wird die Muskulatur angespannt. Auf Dauer kann das zu starken Nackenverspannungen führen.

Was ist ein Burn-out?

Burn-out kommt aus dem Englischen und bedeutet wörtlich, ausgebrannt zu sein.

Der Begriff bezeichnet einen regelrechten Erschöpfungszustand.

Neben der Reduzierung der Leistungsfähigkeit ist das Burn-out-Syndrom häufig mit anderen Erkrankungen verbunden. Hierzu gehören u. a. Bluthochdruck, Muskelverspannungen, Magen- Darm-Beschwerden, Verlust der Libido, verminderte Immunabwehr, Depression, Schlafstörungen oder Adipositas, also Fettleibigkeit.

Ursachen von Stress können vielfältig sein: Neben dem bekannten beruflichen und sozialen Stress stehen auch chemische Faktoren wie Alkohol und Zigaretten oder physikalische Faktoren wie Hitze, Kälte und UV-Strahlung als Ursachen fest.

Wird der Körper regelmäßig durch Stressoren belastet, wird er in einen Daueralarmzustand geführt.

Früher wurde ein Burn-out-Syndrom lediglich durch Psychotherapeuten diagnostiziert. Mittlerweile ist es aber auch möglich, die Stresshormone genau zu diagnostizieren und somit einen eindeutigen Beweis für Stress oder einen Burn-out zu erhalten. Eine gesteigerte entzündliche Aktivität ist die Folge der Freisetzung von Entzündungsstoffen. Um das Gleichgewicht wieder herzustellen, hat sich neben einer Verhaltenstherapie oder einem systemischen Coaching auch eine Therapie mit Mikronährstoffen und Aminosäuren etabliert.

Gibt es eine Veranlagung zum Burn-out?

Ja, dafür ist es sinnvoll, sich die Kindheit genauer anzuschauen. Burn-out-Patienten sind häufig sehr leistungsorientiert aufgewachsen. Bereits in jungen Jahren versuchten sie, über Leistung eine gewisse Wertschätzung zu erlangen. Und das hat sich ins Erwachsenenalter, in den Beruf, fortgesetzt. Sie gehen komplett an ihre Reserven, ohne zu erkennen, wann es zu viel ist. Es handelt sich dabei um sehr engagierte Menschen, die oft länger arbeiten, weil sie sich für unentbehrlich halten. Oft wollen sie auch sich oder den anderen zeigen, dass sie mehr als nur Mittelmaß sind. Gerade hier gibt es aber die Möglichkeit, durch eine Verhaltenstherapie oder ein systemisches Coaching dem Stress, dem sie ausgesetzt sind oder in den sie immer wieder geraten, entgegenzuwirken.

Systemisches Coaching ist ein stark lösungs- und ressourcenorientierter Ansatz, bei dem Sie als Klient Experte für Ihre Situation sind. Ein hierfür ausgebildeter Coach begleitet Sie durch den Prozess, stets auf Augenhöhe, wertschätzend und aufmerksam. Durch gezielte Fragen und ausgewählte Methoden entdecken Sie Ihre Potenziale (wieder), kommen in Kontakt mit Ihren Ressourcen und sehen die Situation plötzlich in einem anderen Licht. Das Tempo der Interventionen und die Gestaltung des Coachingprozesses bestimmen Sie dabei selbst.

Kann man ein Burn-out im Labor diagnostizieren?

Im Speichel und im Urin können das Glückshormon Serotonin, die Katecholamine Adrenalin, Noradrenalin und Dopamin und das Stresshormon Kortisol im Tagesprofil sowie sein Gegenspieler, das Anti-Stress-Hormon Dehydroepiandrosteron (DHEA), bestimmt werden. Hiermit kann eine Stresssymptomatik oder sogar der Burn-out genau diagnostiziert werden. Es ist also nicht mehr ein rein psychisches, nicht sehr greifbares Problem, sondern lässt sich durch diese Untersuchungsmethode eindeutig diagnostizieren.

DHEA ist übrigens derzeit eines der wichtigsten Hormone in der Anti-Aging-Medizin. Es wirkt neben der Erhöhung der Stresstoleranz auch stärkend auf das Immunsystem und den Hirnalterungsprozess und steigert die Leistungsfähigkeit im Alter. DHEA wirkt ferner stark harmonisierend auf die Psyche und kann auch vor Alzheimer-Demenz schützen (s. Abschn. „In den USA ist DHEA verbreitet. Was ist das?").

Ist Stress messbar?

Menschen mit Stress- und Erschöpfungssymptomen nehmen einen immer größeren Anteil an allen meinen Patienten in der Praxis ein.

Eine hervorragende Möglichkeit, den Stress zu messen, ist die VNS-Analyse.

VNS steht hierbei für vegetatives Nervensystem. Das vegetative Nervensystem besteht zum einen aus dem Sympathikus, dem anregenden Teil, und zum anderen aus dem Parasympathikus, dem beruhigenden Teil. Die Wirkung des Sympathikus lässt sich gut mit einem Menschen auf der Flucht vor einem wilden Tier erklären. Wir müssen schnell weg, also werden die Herzfrequenz und der Blutdruck erhöht und die Verdauung gedrosselt, weil die Muskulatur in der Situation mehr Blut braucht.

Bei der VNS-Analyse wird eine sog. HRV-Messung durchgeführt. Diese Herzratenvariabilität misst den Abstand zwischen zwei Herzschlägen. Der sollte möglichst nicht starr sein, sondern von den Abständen her variieren. Je stärker das Herz variieren kann, desto besser ist es.

Ein altes chinesisches Sprichwort sagt: „Wenn der Herzschlag so regelmäßig wie das Klopfen des Spechts oder das Tröpfeln des Regens auf dem Dach wird, wird der Patient innerhalb von vier Tagen sterben."

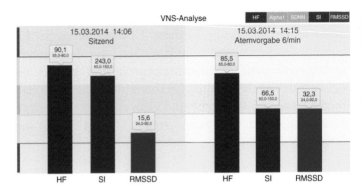

Abb. 3.1 Hauptparameter der VNS-Analyse beim selben Patienten, *links* bei hohem Stresslevel, *rechts* nach Parasympathikus-Aktivierung. *HF* Herzfrequenz, *SI* Stressindex, *RMSSD* Root Mean Square of Successive Differences. (Aus: VNS-Analyse, Commit GmbH, mit freundlicher Genehmigung)

Die Grafik zur VNS-Analyse (Abb. 3.1) zeigt einen Patienten, der einen zu hohen Stresslevel hat. Dies zeigt sich im linken Test an der hohen Herzfrequenz (lila Balken), dem hohen Sympathikus (roter Balken) und dem zu niedrigen Parasympathikus (blauer Balken). In Ruhe sollte eigentlich der Parasympathikus den Sympathikus überragen.

Beim kurz danach durchgeführten Test (Abb. 3.1, rechte Bildhälfte) ließ ich den Patienten ganz ruhig atmen, und dies mit einer Atemvorgabe von 6 Atemstößen pro Minute. Wie man sehen kann, lässt sich durch dieses ruhige Atmen der Parasympathikus zunehmend aktivieren und er steigt an, während der Sympathikus sinkt. Eine Regulationsfähigkeit ist hier also noch vorhanden – wenn auch nicht optimal.

Als Therapie habe ich den Patienten u. a. angewiesen, täglich genau diese Atemübungen zu machen, und zwar 30 min. Allerdings nicht hintereinander, sondern 3 × 10 min oder 6 × 5 min.

Diese Auszeiten sind sehr wichtig und sollten wie jedes Training regelmäßig durchgeführt werden. Sie sind von entscheidender Bedeutung und einfach selbstständig durchzuführen. Zudem wurde dem Patienten autogenes Training empfohlen.

Was versteht man unter Power Napping?

Power Napping ist ein ca. 15–20 min andauernder Kraftschlaf am Tage, mit dem man so viel Energie wie mit 3 h Schlaf bekommt.

Das Problem bei vielen Deutschen liegt aber darin, dass man selbst denkt oder auch andere denken, man sei faul, wenn man tagsüber schläft. Aber probieren Sie es einfach mal aus. Es wirkt wahre Wunder.

Der beste Zeitpunkt ist, wenn man tagsüber den toten Punkt spürt. Für diejenigen, die früh mit der Arbeit anfangen, ist das häufig der späte Vormittag oder nach dem Mittagessen. Für Menschen, die später mit der Arbeit anfangen, kommt häufig die stärkste Müdigkeit am Nachmittag.

In den USA und Japan gibt es in vielen Firmen eigens dafür eingerichtete Ruheräume. So weit sind wir hier leider noch nicht. In den Unternehmen hierzulande ist noch nicht angekommen, dass ein Mitarbeiter durch einen Power Nap wesentlich leistungsfähiger und damit auch produktiver werden kann.

Suchen Sie sich einen ruhigen Raum und stellen Sie sich unbedingt einen Wecker. Wenn man länger schläft, kann das wieder kontraproduktiv sein. Wenn Sie aufwachen, sollten Sie aber noch etwas liegenbleiben, damit der Kreislauf langsam wieder in Schwung kommt.

Was bedeutet progressive Muskelrelaxation?

Bei der progressiven Muskelrelaxation (PMR) nach dem amerikanischen Arzt und Stressforscher Edmund Jacobson kann man durch willentliche An- und Entspannung einzelner Muskelgruppen nacheinander einen Entspannungszustand des Körpers erzielen.

Diese Übungen sollten regelmäßig, am besten täglich, durchgeführt werden, um den gewünschten Effekt zu erzielen und Stress oder Ängste abzubauen. Zu Beginn empfehle ich, die Übungen nach Anleitung zu machen. Wenn man schon etwas geübter ist, dann geht es auch ohne.

In verschiedenen Situationen im Alltag kann das Entspannungsprogramm in den Tagesablauf integriert werden, wie z. B. beim Warten an der Ampel oder an der Kasse im Supermarkt oder auch mal im Bürostuhl. Wer diese Schnellentspannung nutzt, kann Stresssituationen besser bewältigen und damit langfristig seinen Körper vor bedrohlichen Erkrankungen schützen.

Kann Akupunktur gegen Stress helfen?

Akupunktur hat auch in unserer westlichen Welt mittlerweile einen recht hohen Stellenwert eingenommen. Bei Schmerzen wird sie schon sehr häufig eingesetzt.

Forscher des Georgetown Medical Centers in Washington D. C. haben herausgefunden, dass die Akupunktur auch bei Stress wirkt. An Ratten wurde nachgewiesen, dass durch das Nadeln bestimmter Akupunkturpunkte ein Stressmarker im Blut gesenkt werden konnte. Es zeigt sich dadurch, dass Akupunktur eine sinnvolle Ergänzung zur Therapie von Stress sein kann.

Wer sich nicht „nadeln" lassen möchte, der kann an sich selber auch eine Akupressur durchführen. Bei einer Akupressur werden im Gegensatz zur Akupunktur die speziellen Stresspunkte nicht angepiekst, sondern massiert. Der Vorteil ist, dass man es auch selber machen kann. Ich möchte Ihnen hier gerne ein paar wichtige Punkte vorstellen.

Da viele Menschen aufgrund des Stresses unter Verspannungen der Nackenmuskulatur leiden, hat es Sinn, sich diesem Bereich als Erstes zu widmen. Die Nackenmuskeln haben ihren Ursprung am Okziput, dem Hinterhauptbein. Hierfür legen Sie Ihre Daumen auf die Schläfe und drehen Ihre Finger nach hinten. Nun sollten Sie den Übergang vom Knochen zur Muskulatur mit einem leichten Druck massieren. Dadurch entspannt sich die Muskulatur.

Als nächstes kommen wir dann zum Ohr. Dort gibt es einen der wichtigsten Punkte der chinesischen Medizin. Die Chinesen nennen ihn „Shen Men", was so viel bedeutet wie das Tor zum Geiste, es soll zu neuer Energie führen. Greifen Sie hierfür mit Ihren Zeigefingern hinter die Ohren und massieren Sie den oberen Teil der Ohren für 1–2 min.

„Vereinte Täler" wird ein weiterer sehr wichtiger Punkt genannt. Er befindet sich auf dem Dickdarm-Meridian der Hand zwischen Daumen und Zeigefinger. Dieser Punkt ist häufig schmerzhaft und man wird ihn daher rasch finden. Drücken Sie den Punkt so lange, bis der Schmerz nachlässt.

Wenn Sie die Akupressur durchführen, ziehen Sie sich am besten etwas zurück, damit Sie Ihre Ruhe haben. Versuchen Sie dabei ruhig und tief zu atmen, denn so können Sie noch zusätzlich Stress abbauen.

Welche Bedeutung hat Schlaf?

Schlaf ist für den Menschen lebensnotwendig. Während der Nacht erholen sich der Körper und die Psyche. Bei chronischem Schlafmangel kann es zu Konzentrationsstörungen, Depressionen und Angststörungen kommen und nach neuer wissenschaftlicher Erkenntnis sogar zu Übergewicht. Außerdem geraten die Herzfrequenz und der Blutdruck durcheinander, wodurch das Risiko für Herzinfarkt und Schlaganfall steigt.

Der Schlaf wird in mehrere Phasen unterteilt, die sich im Verlauf wiederholen.

Die verschiedenen Schlafphasen sind: die REM-Phase (REM steht für Rapid Eye Movement, weil sich die Augen schnell bewegen), in welcher der Mensch träumt und die Geschehnisse des Tages verarbeitet, und die NREM-Phase (Non Rapid Eye Movement). Diese Phase wird wiederum unterteilt in zwei Leichtschlaf- und zwei Tiefschlafphasen.

Wie viel Schlaf benötigt wird, ist von Mensch zu Mensch unterschiedlich. Manche benötigen 9 h und andere nur 6 h Schlaf. Entscheidend ist, dass man am nächsten Tag ausgeruht ist und seine Leistung erbringt. Durch Stress kann der Hormonhaushalt durcheinandergeraten und dadurch die Schlafhygiene gestört werden.

Alkohol, Zigaretten und bestimmte Medikamente können den Schlaf ebenfalls negativ beeinflussen. Alkohol ist daher als Schlummertrunk nicht zu empfehlen.

Durchschlafstörungen können ein Hinweis auf eine Depression sein und sollten genauer untersucht werden.

Gibt es Möglichkeiten, einen Jetlag zu bekämpfen oder vorzubeugen?

Wir kennen es alle, wenn wir einen Langstreckenflug durch verschiedene Zeitzonen hinter uns haben. Unsere innere Uhr und der Schlaf-Wach-Rhythmus kommen aus dem Gleichgewicht. Wir fühlen uns müde und abgeschlagen und leiden dann an einem Jetlag.

Dieser ist übrigens, wenn man nach Osten fliegt stärker ausgeprägt, als wenn man nach Westen fliegt. Das liegt einfach daran, dass man, wenn man nach Westen fliegt, in die Zeit zurückfliegt. Versuchen Sie, noch etwas länger wach zu bleiben und sich der Ortszeit anzupassen. Wenn man nach Osten fliegt, ist es vor Ort ggf. schon Schlafenszeit, für den Körper ist es aber erst Nachmittag. Diese Umstellung ist für den Körper deutlich schwieriger.

Man kann dem Jetlag etwas entgegenwirken, indem man bei einem Flug nach Westen im Flieger nur ein kurzes Schläfchen macht und bei einem Flug in den Osten versucht, viel zu schlafen. Man geht davon aus, dass für jede Stunde Zeitverschiebung man einen Tag zur Anpassung benötigt. Das bedeutet, dass man für einen Flug nach New York fast eine Woche benötigt, um seinen normalen Rhythmus wiederzuerlangen.

Eine große Studie hat übrigens bewiesen, dass Melatonin in einer Dosierung von 0,5–5 mg bei Jetlag-Symptomen sehr gut wirksam ist. Melatonin ist das Schlafhormon, das in der Nacht im Gehirn ausgeschüttet wird und durch Tageslicht gehemmt wird. Im Gegensatz zu den USA, wo man Melatonin als Nahrungsergänzungsmittel im Supermarkt kaufen kann, ist es in Deutschland nur in einer niedrigen Dosierung erhältlich. Es ist aber möglich, Melatonin über einen Arzt zu bestellen.

Gibt es natürliche Mittel, mit denen ich besser schlafen kann?

Schlaf ist für die Erholung und Regeneration des Körpers immens wichtig. Wenn jemand nicht richtig schlafen kann, ist er am nächsten Tag müde und weniger leistungsfähig. Das wiederum wirkt sich im Berufsleben negativ aus. Man schafft seine Arbeit nicht mehr so gut und gerät dadurch in

Stress, der womöglich wiederum auch die Schlaflosigkeit verstärkt, so dass man in einen Teufelskreis gerät. Was aber tun? Zu Medikamenten greifen?

Zu den bekanntesten medikamentösen Schlafmitteln gehören die Benzodiazepine, z. B. Diazepam oder den meisten besser bekannt unter dem Namen Valium.

Benzodiazepine haben den großen Nachteil, dass sie abhängig machen. Sie sind daher, wenn überhaupt, nur kurzfristig zu empfehlen.

Es gibt aber ein paar natürliche Mittel, die den Schlaf fördern, ohne dass man in eine Abhängigkeit gerät. Beim Thema Jetlag haben wir bereits vom Schlafhormon Melatonin gehört. An dieser Stelle möchte ich nochmal genauer darauf eingehen. Man kann nämlich nicht nur Melatonin direkt einnehmen, sondern auch die Aminosäure Tryptophan.

Tryptophan gehört zu den sog. essenziellen Aminosäuren, das bedeutet, dass der Körper es nicht selber herstellen kann. Es muss daher von außen zugeführt werden. Dies kann zum einen über die Nahrung erfolgen. Zu den Nahrungsmitteln, die Tryptophan erhalten, gehören z. B. Eier, Fleisch, Fisch und Käse.

Über eine enzymatische Reaktion wird Tryptophan u. a. in die Aminosäure 5-HTP umgewandelt, die die Blut-Hirn-Schranke dann auch passieren kann. Normalerweise verhindert diese natürliche Filterfunktion, dass bestimmte Stoffe über das Blut in das Gehirn gelangen. Im Gehirn wiederum wird das 5-HTP schließlich zu dem Glückshormon Serotonin und das wiederum weiter zu Melatonin umgewandelt. Daran sieht man, wie eng das Glück mit dem Schlaf zusammenhängt.

Wenn nun aber die Ausgangssubstanz, also das Tryptophan fehlt, können die Hormone nicht ausreichend gebildet werden. Eine Möglichkeit, das neben der Nahrung zuzuführen, wäre in Form von Nahrungsergänzungsmitteln. 5-HTP kann man im Gegensatz zu L-Tryptophan nicht mit der Nahrung zuführen. Es sei denn, Sie nehmen die Samen einer Pflanze zu sich, die sich Griffonia nennt. Es handelt sich dabei um eine afrikanische Heilpflanze.

Glycin ist eine Aminosäure, die hochdosiert schon seit längerem als Therapeutikum bei neurologischen Erkrankungen eingesetzt wird. Etwas geringer dosiert führt es aber nach neueren Erkenntnissen auch zu einem verbesserten Einschlafen. Glycin lässt die Körpertemperatur absinken, was insgesamt zu einer Verbesserung der Schlafqualität führt.

Im Jahre 2012 setzten Wissenschaftler gesunde Menschen einem akuten Schlafentzug aus und substituierten einem Teil von ihnen Glycin. Es stellte sich dabei heraus, dass diejenigen, die Glycin erhielten, am nächsten Tag weniger müde und insgesamt leistungsfähiger waren.

Weitere beruhigende und schlaffördernde Mittel sind Hopfen, Melisse, Baldrian und das Cannabinoid CBD. Darauf gehe ich in Abschn. „Welches sind die wichtigsten Nährstoffe, um mein Immunsystem zu stärken und mich vor Infektionen zu schützen und in welcher Dosierung kann ich sie einnehmen?" gesondert ein.

Ich bin häufiger gereizt. Haben Sie einen Tipp, was ich machen kann?

Für Gereiztheit, die gerade in der heutigen Zeit mit viel Lärm, visuellen Reizen, Arbeiten am Computer und Stress gehäuft vorkommt, aber auch für Patienten mit Angstzuständen möchte ich ihnen mal die Gamma-Aminobuttersäure, kurz GABA, vorstellen.

Nein, das hat nichts mit der Buttersäure, die Sie vielleicht noch aus dem Chemieunterricht oder von dem Geruch ranziger Butter oder verfaulter Eier kennen. GABA ist ein hemmender Neurotransmitter, also ein Botenstoff für das Gehirn. Wenn GABA an die Rezeptoren andockt, öffnen sich Ionenkanäle und Chlorid strömt vermehrt in die Zelle. Zusätzlich werden noch Kaliumkanäle geöffnet und die Öffnung der Kalziumkanäle wird vermindert. Das bewirkt, dass die Nervenzelle nicht mehr so leicht erregbar ist. GABA hat also eine beruhigende Wirkung auf das Nervensystem.

Wir haben GABA in unserem Körper: Es befindet sich im Gewebe von allen hormonellen Organen und in 30 % der Nervenbahnen. Leider kann die körpereigne Produktion aufgrund der Überreizung, mit der wir täglich zu tun haben, oft nicht mithalten und die Ressourcen können erschlaffen. Das kann dann zu Gereiztheit und Angst führen, aber auch zu Schlaf- und Konzentrationsstörungen.

Nun gibt es Medikamente wie Valium oder andere Benzodiazepine, die über einen pharmakologischen Mechanismus die GABA-Konzentration im Gehirn erhöhen. Benzodiazepine machen aber, wie gesagt, süchtig, und deswegen möchte ich sie nicht empfehlen.

Und warum ein Medikament nehmen, wenn man auch die natürliche Substanz, nämlich die Gamma-Aminobuttersäure, in solchen Fällen einnehmen kann? Neben diesen positiven Effekten, die GABA auf den Körper hat, zeigen wissenschaftliche Studien auch, dass GABA die Freisetzung von Growth Hormone (GH) bewirkt. Was GH alles für unseren Körper Gutes tut, beschreibe ich in Abschn. „Können Sie mir etwas über das Wachstumshormon erzählen?" genauer. Hier sei nur schon mal erwähnt, dass damit – zusammen mit einem körperlichen Training – der Aufbau von Muskelmasse verstärkt gefördert wird. Wegen des geringeren Fettgehalts sehen die Muskeln auch definierter aus.

GABA hat außerdem einen schmerzlindernden Effekt. Beides zusammen ist gerade für Sportler sehr interessant, weil dadurch nicht nur die Muskeln wachsen, sondern Beschwerden, die nach intensiven Trainingseinheiten auftauchen können, weniger stark wahrgenommen werden. Die Toleranzgrenze liegt einfach höher.

Zusätzlich sei noch erwähnt, dass GABA positive Auswirkungen bei Patienten mit Krampfanfällen, Diabetes oder Stimmungsschwankungen durch das prämenstruelle Syndrom zeigt.

Kann Vitamin B12 die Denkleistung fördern?

Ja, das stimmt tatsächlich. Das Gehirn verliert im Alter nicht nur an Leistungsfähigkeit, sondern auch an Masse.

Nun hat aber eine britische Arbeitsgruppe vor kurzer Zeit bewiesen, dass durch eine Behandlung mit B-Vitaminen der Hirnschwund gemindert werden kann. Zusätzlich berichteten amerikanische Wissenschaftler, dass B-Vitamine auch die Gedächtnisleistungen verbessern können.

Durch einen Mangel des Vitamin B12 entsteht ein Stoffwechselprodukt, das Homocystein, das durch die Schädigung der Gefäße zu einem Herzinfarkt führen kann und außerdem auch die weiße Substanz im Gehirn schädigt. Außer B12 können auch Folsäure und Vitamin B6 Homocystein abbauen. Vitamin B12 bekommen wir durch Fleisch, Fisch oder Milchprodukte sowie Eier.

Aber auch andere Nährstoffe sind für eine gute Denkleistung wichtig. Hierzu gehören noch das Beta-Carotin, ein Vorläufer von Vitamin A, das in Obst und Mohrrüben vorkommt, und das Vitamin B1, auch bekannt unter dem Namen Thiamin, das die Aufgabe hat, unser Essen in Energie umzuwandeln. Zu den thiaminreichen Lebensmitteln gehören Fleisch, Fisch, Obst und Gemüse sowie Nüsse.

Vitamin C wird eine besondere Rolle für das Gehirn nachgesagt. Ich bin ohnehin ein Befürworter für die tägliche Einnahme von Vitamin C. Wenn man es aber vor einer Prüfung zusätzlich einnimmt, soll es die kognitive Funktion verbessern. Tests ergaben, dass Probanden, die vor einem IQ-Test Vitamin C einnahmen, eine höhere Punktzahl erreichten. Vitamin C finden wir besonders in Zitrusfrüchten und grünem Gemüse.

Last but not least haben wir noch das Vitamin D. Das können wir aber schwer ausreichend mit der Nahrung aufnehmen. Dafür benötigen wir die Sonne.

Was bewirkt positives Denken?

Viel! Positives Denken verbessert die Stimmungslage. Sie geht deutlich seltener in den Keller als bei Menschen, die ständig negative Gedanken haben.

Das bedeutet nicht, dass es bei positiv denkenden Menschen keine Niedergeschlagenheit gibt. Es zeigt sich aber, dass diese schlechtere Stimmung deutlich kürzer anhält.

Studien haben gezeigt, dass man durch optimistische Gedanken eine bessere Gedächtnisleistung hat. Auch unsere Abwehrkräfte werden nachgewiesenermaßen dadurch gestärkt. Es hat sich zudem gezeigt, dass man mit einer positiven Einstellung auch beruflich eher seine Ziele erreicht.

Im zwischenmenschlichen Bereich haben Pessimisten häufig Probleme mit ihren Mitmenschen und misstrauen ihnen. Hilfreich dabei können auch sog. positive Affirmationen sein. Das Wort kommt aus dem Lateinischen und bedeutet Befestigung. Diese Affirmationen sollten sie täglich durchführen. Zum Beispiel morgens unter der Dusche. Das kann sogar so weit gehen, dass man sich sagt, dass man beruflich ein bestimmtes Ziel schafft und damit Geld verdient. Oder beim Sport, dass man beim Golf an Loch 14 den Ball ohne Probleme am Wasser vorbeispielt. Diese Autosuggestion beeinflusst Ihr Unterbewusstsein, sodass

Veränderungen herbeigeführt werden können. Das Unterbewusstsein interessiert sich nicht dafür, ob diese Gedanken wahr oder falsch sind. Es arbeitet mit dem, was Sie ihm mitteilen. Es lässt sich sehr leicht beeinflussen.

Starten Sie doch einfach mal mit: „Es geht mir Tag für Tag und in jeder Hinsicht immer besser und besser."

Hilft Meditation bei Stress?

Menschen können durch Meditation tatsächlich aktiv ihr Gehirn beeinflussen und so ihr Wohlgefühl steigern. Es ist eine wissenschaftlich erwiesene Möglichkeit bestimmte Hirnareale, die graue Substanz, im Gehirn zu vergrößern.

Das geschieht durch Training. Täglich 10–30 min genügen, um diese Hirnregionen zu vergrößern. Ähnlich wie beim Muskeltraining, das die Muskeln vergrößert, und beim Herz-Kreislauf-Training, das die Leistung des Herzmuskels verbessert, können Yoga, Tai-Chi oder Ähnliches das Gehirn stärken. Der Körper verbraucht während der Meditation weniger Sauerstoff und die Atemfrequenz, der Laktatwert und der Blutdruck sinken. Der Muskeltonus wird reduziert und die Stresshormone normalisieren sich.

Eine Meditation ist sogar auch sinnvoll, um einer Demenz vorzubeugen. Um die Meditation zu erlernen, gibt es Seminare, Gruppen, Schulungsprogramme und sogar Apps für das Smartphone.

Was bedeutet Biofeedback?

Mit Biofeedback ist es möglich, körperliche Vorgänge zu messen und sichtbar zu machen. Biofeedback bedeutet Rückmeldung körperlicher Signale.

Mit diesem Verfahren können Zustände und Vorgänge im Körper, die dem Bewusstsein normalerweise verschlossen sind und nur unterbewusst ablaufen, bewusstgemacht werden. Hierzu gehören u. a. kleinste Muskelanspannungen sowie eine Veränderung des Blutdrucks, der Atmung und des Herzschlags. Man kann also mithilfe dieser Messsysteme, über die der Körper mit dem Monitor verbunden ist, Entspannung messen, erlernen und trainieren.

Mithilfe des Biofeedbacks lernt der Mensch, seinen Körper besser zu verstehen. Man erhält auf dem Monitor ein visuelles Feedback der Prozesse, die im Unterbewusstsein stattfinden, und man erfährt, wie sich Entspannung anfühlt, erlernt damit, wie man sich noch tiefer entspannen kann. Durch dieses Training kann man mit Stresssituationen besser umgehen.

Wofür benötigt man Coenzym Q10?

Einigen Menschen ist Q10 bereits durch die Nutzung von Anti-Aging-Cremes ein Begriff. Es hat darüber hinaus einen erheblichen Einfluss auf den Körper und kann sehr erfolgsversprechend für die Therapie oder Prävention von Erkrankungen eingesetzt werden.

Aber was ist Coenzym Q10 überhaupt? Es handelt sich dabei um ein Vitaminoid. Die griechische Endung „-oid" steht für ähnlich. Q10 ähnelt nämlich in seiner Struktur dem Vitamin E und dem Vitamin K und ist für uns sehr wichtig, da es unmittelbar an der Gewinnung der Zellenergie, nämlich dem Adenosintriphosphat, kurz ATP, beteiligt ist. Es bietet auch einen antioxidativen Schutz unserer Zellmembranen und beugt damit dem Altern vor. Außerdem stärkt es das Immunsystem durch eine Steigerung der Aktivität der Riesenfresszellen.

Coenzym Q10 wird im Körper selbst gebildet. Meine Erfahrungen durch viele Blutanalysen haben aber ergeben, dass die meisten meiner Patienten nicht ausreichend von diesem wichtigen Stoff besitzen.

Es gibt die Möglichkeit, Q10 über die Nahrung aufzunehmen. Hierzu gehören pflanzliche Öle wie Olivenöl oder Rapsöl, aber auch Fische wie Sardinen und Makrelen, Fleisch und Nüsse. Allerdings sind die Mengen an Coenzym Q10 in diesen Lebensmitteln relativ niedrig, so dass bestimmte Patientengruppen es zusätzlich einnehmen sollten.

Bei Patienten mit Herzerkrankungen sind die Konzentrationen von Q10 im Herzmuskel relativ niedrig. Japanische Wissenschaftler konnten 2008 in einer Studie beweisen, dass es durch eine zusätzliche Einnahme von Q10 zu einer Leistungssteigerung kam und diese bei Patienten mit einer Herzinsuffizienz auch zu einer erhöhten Lebenserwartung führte. Außerdem konnte der Blutdruck gesenkt werden. Da es auch antiarteriosklerotisch wirkt, hilft es zur Prävention eines Herzinfarktes.

Viele Menschen nehmen zur Cholesterinsenkung sog. Statine ein. Diese Medikamente senken aber den Q10-Spiegel. Ich hatte letztens einen relativ jungen Patienten, der nach dem Beginn einer Statintherapie über einen starken Leistungsabfall klagte. Er konnte nicht mal mehr zu seiner Wohnung im 4. Stock die Treppen hochlaufen und musste beim Fußball schon in der ersten Halbzeit ausgewechselt werden. Das ist natürlich nicht die Folge des erhöhten Cholesterins, wie er dachte, sondern die Folge der Statintherapie mit dem daraus resultierenden Mangel des wichtigen Energielieferanten in der Muskulatur. Nach einer Substitution mit Q10 ging es ihm schnell wieder besser.

Ein relativ neuer Therapieansatz von Coenzym Q10 zeigt sich bei der Behandlung von Migränepatienten. Es konnte wissenschaftlich nachgewiesen werden, dass durch eine Einnahme Migräneattacken um bis zu 50 % reduziert werden konnten. Auch Parkinson-Patienten zeigen erniedrigte Spiegel des Vitaminoids im Blut, so dass auch für neurodegenerative Erkrankungen aktuell eine Therapie mit Q10 diskutiert wird. Für Patienten mit Zahnfleischentzündungen gibt es Q10 auch als effektive Mundsprays.

In meiner Praxis nutze ich den Einsatz von Coenzym Q10 häufig bei Patienten mit stressbedingtem Leistungsabfall und bei Sportlern, die von dem zusätzlichen Energieschub erheblich profitieren können.

Q10 stellt also für viele Erkrankungen eine zusätzliche Therapieoption dar. Gemessen werden kann der Gehalt im Blut. Bei Hypercholesterinämien, also wenn der Gehalt an Cholesterin im Blut hoch ist, kann es allerdings zu Fehlmessungen kommen. Dafür sollte der Arzt bzw. das Labor auf jeden Fall einen cholesterinkorrigierten Wert bestimmen.

4

Beauty – Das Wichtigste für die innere Schönheit

„Die Jugend ist glücklich, weil sie fähig ist, Schönheit zu erkennen. Jeder, der sich die Fähigkeit erhält, Schönes zu erkennen, wird nie alt werden. "

(Frank Kafka)

Was bedeutet Anti-Aging?

Anti-Aging wird häufig für Produkte, Anwendungen und Behandlungen missbraucht.

In den 1990er-Jahren wurde die Anti-Aging-Medizin zu einer Modewelle. Häufig wurden große Versprechungen gemacht, die bis heute nicht eingehalten werden.

Es ist schwer machbar, mit 100 Jahren noch jung, schön, potent und gesund zu sein. Die Medizin hat aber insofern Fortschritte gemacht, dass der biologische Alterungsprozess mittlerweile ziemlich gut verstanden wird.

Die wichtigsten bekannten Alterungsfaktoren sind dabei eine oxidative Belastung des Körpers, chronisch niederschwellige Entzündungsprozesse oder ein Hormonmangel. Wenn wir diese Alterungsprozesse verstehen, können wir

D. Harbs, *Immun, fit und gesund – ohne Medikamente*, https://doi.org/10.1007/978-3-662-62751-8_4

sie gezielt beeinflussen. Das ist ein gutes Konzept im Kampf für ein gesundes Altern. Hierauf möchte ich im nachfolgenden Abschnitt genauer eingehen.

Gibt es auch bei Männern Wechseljahre?

Ja, die gibt es tatsächlich. Der Name dafür ist nicht Menopause wie bei der Frau, sondern Andropause. „Andro" kommt aus dem Griechischen und bedeutet „Mann". Es handelt sich bei der Andropause um einen langsameren Verlust des männlichen Sexualhormons Testosteron. Es wird in den Hoden und in den Nebennieren gebildet und unterstützt den Muskelaufbau sowie den Fettabbau, die Vitalität, die Libido, die Sexualfunktion und die Psyche.

Circa 15–20 % der Männer über 50 Jahren haben einen erniedrigten Testosteronspiegel. Der Mann sollte also auch mal seinen Testosteronspiegel messen lassen,

- wenn er unter Erektionsproblemen leidet,
- wenn die Muskelmasse stark abnimmt,
- wenn er sich im Sport oder im Beruf nicht mehr so leistungsfähig fühlt,
- wenn er unter vermehrten Schweißausbrüchen leidet,
- wenn er Schlafstörungen hat,
- wenn er zunimmt oder
- wenn er unter einer depressiven Verstimmung leidet.

Um dem Verlust von Testosteron weiter entgegenzutreten, sollten auf jeden Fall Alkohol, Zigaretten und Stress reduziert werden.

Gesteigert werden kann der Testosterongehalt durch Sport. Das ist quasi eine sportliche Hormontherapie.

Ebenso kann durch einen Abbau von ca. 5 kg Fett der Testosteronwert um bis zu 30 % erhöht werden. Bei größerem Testosteronverlust ist aber auch eine Testosteronsubstitution möglich. Eine regelmäßige Kontrolle des Testosteronspiegels in Kombination mit einer Kontrolle der Prostata ist dabei aber unverzichtbar.

Häufig therapiere ich einen Testosteronmangel aber auch zunächst erstmal mit einer Substitution von Progesteron, was in der Regel ebenfalls vermindert vorliegt. Da Progesteron ein Vorläuferhormon des Testosterons ist, dieses also aus jenem gebildet wird, ist es durchaus sinnvoll, zunächst die Vorstufe aufzufüllen.

Welche Hormone sind bei Frauen wichtig?

Wenn es bei einer Frau zu Hitzewallungen, Stimmungsschwankungen, Schlafstörungen oder zu Hautproblemen kommt, kann es sein, dass sie in die Wechseljahre (Menopause) kommt. Ich empfehle daher eine Messung folgender Hormone: Östradiol, Progesteron, Testosteron, FSH und DHEA.

Ursache für einen Mangel ist in der Regel die verminderte Produktion der Geschlechtshormone durch eine ovarielle Erschöpfung. Das bedeutet, dass die Eierstöcke nicht mehr so produzieren wie bei einer jungen Frau. Auch die Nebenniere produziert nicht mehr ausreichend DHEA. Die Nebennieren befinden sich am oberen Ende der Nieren und sind ebenfalls paarig angelegt. Sie sind ca. 3 cm lang und 1,5 cm breit.

Die positiven Eigenschaften von Testosteron haben wir bereits erklärt. Die positiven Eigenschaften von DHEA wurden ebenfalls erwähnt. DHEA reguliert zudem auch den Stoffwechsel. Progesteron wiederum gibt den Knochen Stabilität, erhöht die Bildung von Kollagen und steigert die Lebensdauer Ihrer Hautzellen. Somit kann es Faltenbildung entgegenwirken. Ferner hat es noch eine schlaffördernde Wirkung und verhindert Stimmungsschwankungen.

Ich möchte keine synthetischen Hormone. Gibt es auch natürliche Hormone?

Vor einigen Jahren hatte ich die Gelegenheit, die sog. Rimkus-Methode kennenzulernen.

Dr. med. Volker Rimkus ist ein Gynäkologe, der in jahrzehntelanger Arbeit diese Hormone entwickelt hat. Es handelt sich dabei um humanidentische Hormone, d. h. Hormone, die die gleiche Molekularstruktur aufweisen wie diejenigen, die in unserem Körper sind und evtl. im Laufe der Zeit nicht mehr ausreichend zur Verfügung stehen. Hier handelt es sich nicht um Pflanzenhormone oder Hormone aus Stutenurin oder ähnliches.

Warum also nicht auffüllen, was wir früher genug hatten? Somit lassen sich viele Beschwerden, die durch die Meno- oder Andropause entstehen, rückgängig machen. Das Gute dabei ist, dass sich die Kapseln individuell zusammenstellen lassen. Nach einer Blutentnahme kann man sehen, wie groß der Mangel ist und wie hoch man dosieren muss. Nach 3 Monaten wird diese Dosis erneut überprüft und ggf. wiederum individuell angepasst.

Die Medizin hat mit ihren synthetischen Hormonanaloga weitestgehend enttäuscht. Meine Mutter wurde in den 1980er-Jahren mit solchen Hormonen versorgt und erkrankte Jahre später an Brustkrebs. Die renommierte medizinische Fachzeitschrift *The Lancet* veröffentliche 2019 eine

Studie, dass eine Therapie mit synthetischen Hormonen tatsächlich zu einem erhöhten Brustkrebsrisiko führt. Ich empfehle daher meinen Patienten nur die human-identischen Hormone.

Häufig wird mir auch die Frage gestellt ob die Sexual-hormone besser im Blut oder im Speichel getestet werden sollen.

Hierfür gibt es eine ganz klare Antwort, nämlich im Blut. Die Hormonmessung im Blut zeigt einen sehr guten Zusammenhang zu den klinischen Symptomen. Sind die Blutwerte niedrig, geht es den Patienten schlechter, nach passender Therapie, wenn die Blutwerte ansteigen, bessern sich auch die Symptome. Bei der Messung im Speichel gibt es keine Zusammenhänge zu dem subjektiven Empfinden. Bei der Speichelmessung wird offensichtlich nur der freie Teil der Hormone bestimmt. Der ist aber nicht für die Wirkung der Hormone verantwortlich. Leider wird das aber von vielen fälschlicherweise immer noch behauptet.

In den USA ist DHEA weit verbreitet. Was ist das?

Das Hormon Dehydroepiandrosteron (DHEA) wurde bereits in Abschn. „ Kann man ein Burn-out im Labor diagnostizieren? " kurz erwähnt, da es aber, besonders in den USA, DAS Anti-Aging-Hormon ist und auch bei uns eine zunehmende Rolle in der Anti-Aging-Medizin spielt, möchte ich darauf genauer eingehen.

DHEA wird mit Hilfe von Cholesterin besonders in den Nebennieren, aber auch im Gehirn und in der Haut hergestellt. Als freies DHEA liefert es den Grundbaustein für andere Hormone wie Östrogen und Testosteron. Leider nimmt seine Konzentration wie die der Sexualhormone ab dem 40. Lebensjahr ab, was zu einer weiteren Reduktion von Östrogen und Testosteron führt. Eine 40 Jahre alte Person hat noch ein Drittel des DHEA-Gehalts einer 30-Jährigen und eine 60 Jahre alte Person zeigt nur noch ein Neuntel. Damit nehmen natürlich auch die ganzen positiven Eigenschaften ab, die dieses Hormon vorweist.

Hierzu gehören:

- Stärkung des Immunsystems,
- Stressreduktion durch einen Abbau der Stresshormone,
- Stabilisierung des Zuckerstoffwechsels,
- Senkung des Cholesterinspiegels,
- Stoffwechselaktivierung mit einer Verminderung des Fettes,
- Steigerung der Libido.

Wenn im Alter die Konzentrationsfähigkeit abnimmt oder es zu einer zunehmenden Leistungsminderung kommt, könnte das folglich auch an einem DHEA-Mangel liegen.

An den Universitäten Harvard und Stanford haben verschiedene Studien zudem gezeigt, dass DHEA einen potenten Schutz gegen Krebs liefert. Eine Forschergruppe arbeitet aktuell sogar an einem Medikament, das DHEA beinhaltet, quasi eine „Anti-Krebs-Pille".

Ich möchte nicht, dass deswegen andere Maßnahmen einer Krebstherapie nicht mehr durchgeführt werden, aber adjuvant, also als unterstützende Maßnahme, wäre es sicher eine Überlegung wert. Allerdings nicht bei hormonbedingten Krebsarten wie Brust-, Eierstock- oder Gebärmutterkrebs sowie dem Prostatakarzinom.

Präventiv ist das allerdings kein Problem. Eine Einnahme sollte aber ohnehin nur in Absprache mit einem Arzt nach vorheriger Hormonbestimmung im Labor erfolgen. So kann der Arzt für seine Patienten die für sie optimale Dosierung rezeptieren.

Können Sie mir etwas über das Wachstumshormon erzählen?

Wie wir bereits gelernt haben, sind Hormone die Schrittmacher der Jugend. Mit ihnen kann man den Alterungsprozess reduzieren.

Ein weiteres Hormon, das einen zunehmenden Stellenwert in der Anti-Aging-Medizin einnimmt, aber hierzulande in der Therapie noch nicht so häufig genutzt wird, ist das Wachstumshormon, das auch Somatotropin oder Growth Hormone (GH) genannt wird.

GH wird in der Hirnanhangdrüse (Hypophyse) hergestellt. Die Hirnanhangdrüse ist etwa so groß wie ein Kirschkern und befindet sich an der Unterseite des Gehirns. Neben dem Wachstumshormon produziert sie in ihrem Vorderlappen noch weitere Hormone: das adrenokortikotrope Hormon (ACTH), das die Nebenniere stimuliert, das follikelstimulierende und luteinisierende Hormon (FSH und LH), die den weiblichen Zyklus regulieren und bei der Frau die Eizellen- und beim Mann die Spermienreifung anregen, Prolaktin für die Muttermilch und TSH als Schilddrüsenhormon.

Im Hinterlappen werden zudem noch das Kuschelhormon Oxytocin und das antidiuretische Hormon (ADH), das in der Niere den Wasserhaushalt reguliert gebildet. Dies aber nur als kleiner Exkurs – wir wollen uns ja in erster Linie mit dem Wachstumshormon beschäftigen.

Die primäre Aufgabe vom Wachstumshormon liegt in der Gewebereparatur und in der Zellregeneration von Organen, Muskeln und Knochen. Außerdem hat es eine unterstützende Wirkung auf das Immunsystem. Somatotropin wurde in der Regel bisher direkt injiziert. Mittlerweile gibt es aber die Möglichkeit, die Produktion von GH durch die Einnahme von Freisetzungsfaktoren zu unterstützen. Man gibt das Hormon also nicht direkt, stattdessen aber werden Botenstoffe sublingual, also über die Schleimhaut unter der Zunge, zugeführt, die die Produktion des Wachstumshormons auf natürliche Art und Weise unterstützen. In der Anti-Aging-Medizin bedient man sich diesem Verfahren für eine bessere Vitalität, um der Alterung entgegenzuwirken, also auch für ein verbessertes Hautbild und für einen stärkeren Muskelaufbau.

Gerade bei älteren Menschen nimmt die Muskelmasse ab, sodass das Risiko eines Sturzes und damit auch einer Fraktur erhöht wird. Wir wissen alle, dass ein Knochenbruch an den unteren Extremitäten mit einer wochenlangen Immobilität einhergehen kann, was man natürlich tunlichst vermeiden sollte. Sollte es nun aber dennoch zu einem Bruch kommen, kann dieses orale Hilfsmittel auch die Heilung beschleunigen.

Generell möchte ich bezüglich des Muskelwachstums betonen, dass auch im Alter ausreichend Bewegung und ein Training für den Muskelaufbau absolut empfehlenswert sind.

Kann man Alterungsprozesse im Blut diagnostizieren? Was ist oxidativer Stress?

Alterungsprozesse können im Blut über sog. Thiole diagnostiziert werden.

Hierfür nimmt man morgens nüchtern Blut ab und lässt im Blut diese Thiole analysieren.

Thiole sind organische Verbindungen mit einer Schwefelgruppe, die dadurch über antioxidative Eigenschaften verfügen. Sie können den schädigenden Einflüssen von freien Radikalen und oxidativem Stress entgegenwirken. Der Thiol-Spiegel im Serum zeigt uns, wie gut die Reparaturkapazität der DNA ist und lässt Rückschlüsse auf das Risiko für bösartige Tumore, Arteriosklerose und beschleunigte Alterungsprozesse zu.

Zu den Faktoren, durch die freie Radikale entstehen können gehören Rauchen, Stress, Alkohol, UV-Strahlung, Medikamente, Schadstoffe, zu hohe körperliche Belastung oder chronische Entzündungen. Um dem oxidativen Stress entgegenzuwirken, ist es sinnvoll, schwefelhaltige Nahrungsmittel zu sich zu nehmen. Hierzu gehören Knoblauch, Zwiebeln, Bärlauch sowie proteinreiche Lebensmittel, die die schwefelhaltigen Aminosäuren Methionin und Cystein enthalten, also Fisch, Fleisch, Soja und Milchprodukte. Tomaten, Broccoli, Spinat, Zucchini und Kartoffeln enthalten Glutathion.

Zusätzlich können Vitamin C und Vitamin E antioxidativ wirken. Ein Mangel an Vitaminen, Mineralien und Spurenelementen kann ebenfalls durch eine Laboranalyse herausgefunden werden.

Therapeutisch geht man neben einem Ausgleich der Aminosäuren, Vitamine und Mineralien auch durch ein Weglassen der Noxen und durch ein adäquates Bewegungsprogramm vor.

N-Acetyl-Cystein, das ja auch als Schleimlöser beim Husten zum Einsatz kommt, enthält ebenfalls Cystein und kann als Therapie dienen.

Aufgrund des oxidativen Stresses kommt es übrigens zu kleinen Entzündungen im Körper. Das darf man sich nicht vorstellen wie bei einer Halsentzündung, die man genau an der Stelle schmerzhaft spürt, sondern eher wie eine subakute Entzündung, die bewirkt, dass man nicht mehr so leistungsfähig ist wie vorher. Zudem kann man dadurch auch schlechter Fett verbrennen.

Das Rauchen einer Zigarette oder ein 10-minütiger Streit zerstören übrigens die Hälfte des Tagesbedarfs an Vitamin C.

Haarausfall – Woran kann das liegen?

Haarausfall kann unterschiedliche Ursachen haben. Zum Beispiel eine unzureichende Versorgung mit bestimmten Vitaminen und Mineralien, hormonelle Veränderungen, akuter Stress oder Medikamenteneinnahme.

Bei den Mineralien kann es v. a. durch einen Mangel an Zink (verschlechterte Synthese von Keratin) und Kollagen (kann zu kreisrundem Haarausfall führen), Eisen (führt häufig bei Frauen zu diffusem Haarausfall) oder Jod (Funktionsstörungen der Schilddrüse führen zu trockenem, sprödem Haar) zu einem Haarausfall kommen. Aber auch Magnesium, Kupfer und Kalzium sind wichtig für das Wachstum der Haare.

Bei den Vitaminen nimmt das Biotin eine besonders wichtige Rolle für die Haare ein.

Ein Biotin-Mangel wird häufig durch Diäten, chronische Erkrankungen oder eine Therapie mit Antibiotika verursacht. Neben Haarausfall kann es dadurch auch zu brüchigen Nägeln und schuppiger Haut kommen.

Aber auch die anderen Vitamine des B-Komplexes sind wichtig zur Stärkung von Haut und Haaren. Sie aktivieren grundlegende Stoffwechselvorgänge in den Haarwurzeln.

Des Weiteren sind verschiedene Aminosäuren zum Aufbau der Haare notwendig. Hierzu gehören z. B. Cystein, Methionin und Tyrosin.

Beruflich erfolgreiche Frauen produzieren mehr Testosteron aufgrund von Stress. Das Abbauprodukt von Testosteron kann zu einem hormonell bedingten Haarausfall führen. Ein vermehrtes Testosteron kann auch genetisch bedingt sein oder aber durch eine Verschiebung der Geschlechtshormone während der Wechseljahre entstehen.

Bei Stress wird zudem das Stresshormon Kortisol vermehrt freigesetzt. Auch hier kann das Abbauprodukt die Haarfollikel angreifen. Je mehr Fett im Körper vorhanden ist, desto höher ist die Menge an diesen Hormonabbauprodukten und desto stärker die Schädigung. Somit kann eine Gewichtsreduktion auch einen positiven Einfluss auf den stressbedingten Haarausfall haben,

Wenn die Schilddrüse nicht richtig funktioniert und entweder zu viel (Hyperthyreose) oder zu wenig Hormone (Hypothyreose) produziert, können die Haare auch dünner werden und verlorengehen. Eine Untersuchung bei einem Arzt wäre in diesem Fall sehr empfehlenswert.

Kann ich durch einen Mineralienmangel frühzeitig graue Haare bekommen?

Ein Kupfermangel kann zu einer Depigmentierung, also zu einem frühzeitigen Ergrauen der Haare, führen.

Kupfer ist ein Spurenelement und wichtiger Bestandteil von Enzymen, die an Stoffwechselprozessen beteiligt sind. Wenn nicht genügend Kupfer im Körper vorhanden ist, kann die zelluläre Sauerstoffverwertung nicht ausreichend durchgeführt werden. Neben den grauen Haaren kann es bei einem Kupfermangel noch zu weiteren Symptomen kommen. Hierzu gehören: eine erhöhte Infektanfälligkeit, Osteoporose, Aneurysmabildung, d. h. eine Aussackung von Gefäßen, oder neurologische Störungen.

Kupfer spielt außerdem im Eisenstoffwechsel eine große Rolle, weswegen es bei einer unzureichenden Kupferzufuhr sogar zu einer Blutarmut (Anämie) kommen kann.

Zu den kupferreichen Nahrungsmitteln gehören Fisch, Nüsse, Samen, Vollkornprodukte, Hülsenfrüchte, Kakao und Innereien wie Leber. Im Darm konkurrieren Zink und Kupfer und behindern sich bei der Aufnahme. Wenn man Zink zusätzlich einnimmt, sollte der Kupferspiegel im Blut von Zeit zu Zeit auch gecheckt werden. Nimmt man sowohl Kupfer als auch Zink zusätzlich ein, sollte die Aufnahme zeitversetzt geschehen.

Auch durch eine permanente Übersäuerung des Körpers aufgrund von einer Fehlernährung können sich die grauen Haare verstärken.

Als weiterer Grund sei zudem der psychische Stress genannt. Man findet graue Haare bei unausgeglichenen Menschen auffallend häufiger als bei ruhigen Menschen. Stress raubt dem Menschen Lebensenergie, wodurch er frühzeitiger ergraut. Diese beiden Themen werden gesondert in verschiedenen Antworten in Kap. 3 behandelt.

Warum habe ich eine so trockene Haut?

Die Haut gilt als eines der wichtigsten Organe der Menschen. Ihre Oberfläche beträgt bei einem Erwachsenen ca. 2 m² und ist die Barriere zwischen dem Organismus und der Außenwelt. Sie besteht aus der Oberhaut, der Lederhaut und dem Unterhautfettgewebe. Neben der Schutzfunktion hat sie als weitere Aufgaben die Thermoregulation (Temperaturregulierung) über die Durchblutung, die Schweißproduktion und die Reizaufnahme durch viele kleine Rezeptoren und Nerven.

Die Ursachen für trockene Haut, also einer verminderten Produktion von Fett oder einer zu geringen Feuchtigkeit, können vielfältig sein. Es kann sowohl durch Kälte als auch durch Hitze zu einem Verlust von Wasser kommen. Bei

Kälte wird z. B. die Haut nicht mehr ausreichend durchblutet, wodurch die Talgproduktion reduziert wird. Zu häufiger und zu heißer Kontakt mit Wasser kann die Haut ebenfalls austrocknen. Beim Abwaschen könnten Handschuhe helfen und beim Duschen neutrale Waschlotionen mit Ölen. Um einen Flüssigkeitsmangel auszugleichen, ist es sehr wichtig, täglich ausreichend zu trinken. Ebenfalls schädigend können Alkohol, Rauchen und Stress sein.

Während die Menschen in der Teenagerzeit häufig noch unter einer vermehrten Talgproduktion leiden, normalisiert sich diese im weiteren Lebensverlauf, bis die Haut im Alter dann deutlicher trockener und fahler ist. Das liegt u. a. auch an einer verminderten Bildung der Geschlechtshormone.

Auch Medikamente können zu einer trockeneren Haut führen. Hierzu gehören auch kortisonhaltige Cremes, Entwässerungstabletten oder Chemotherapeutika.

Besonders darauf achten sollte man, dass der Körper ausreichend mit Nährstoffen versorgt ist. So kann nämlich ein Mangel an Vitamin A, Vitaminen der B-Gruppe, Zink oder Eisen die Ursache für trockene Haut sein. Alle 28 Tage erneuern sich die Zellen der Haut. Sie sind damit besonders teilungsaktiv und die genannten Nährstoffe sind daran beteiligt.

Auch ein Mangel an Omega-3-Fettsäuren kann zu einem trockenen Hautbild führen. Omega-3-Fettsäuren sind besonders reichhaltig in fettigem Fisch (Lachs, Makrele, Hering) enthalten. Durchaus sinnvoll ist die zusätzliche Einnahme von Omega-3-Kapseln, wie in Abschn. „Was sind die besten Öle? Welche Aufgaben haben die Omega 3 Fettsäuren?" beschrieben.

Manchmal bleibt einem der Gang zum Arzt nicht erspart. Es können nämlich auch Krankheiten hinter einer trockenen Haut stecken, z. B. eine Schilddrüsenunterfunktion, eine Magenschleimhauterkrankung oder ein Diabetes.

Was kann ich gegen starkes Schwitzen tun?

Schwitzen ist ein normaler Vorgang in unserem Körper. Der Schweiß verdunstet auf der Haut und senkt dadurch die zu dem Zeitpunkt erhöhte Körpertemperatur. Die ca. 2 Mio. Schweißdrüsen, die wir im Körper haben, können pro Stunde pro m^2 500 ml Schweiß produzieren.

Normal ist also, wenn man durch Wärme oder sportliche Aktivität schwitzt. Schwitzen ist zwar lästig, aber neben der Regelung der Temperatur ist es wichtig für die Ausscheidung von Giftstoffen über die Poren. Je mehr wir schwitzen, desto grundlegender ist es, dass wir den Flüssigkeits- und Mineralstoffverlust mit ausreichendem Trinken an mineralstoffhaltigem Mineralwasser wieder ausgleichen.

Schweiß alleine stinkt nicht. Man kann durch eine gute Körperhygiene und durch Deodorants den unangenehmen Geruch verhindern. Dieser entsteht nämlich erst, wenn Bakterien den Schweiß zersetzen.

Vermehrtes Schwitzen ist gar nicht so selten. Circa 3 % unserer Bevölkerung leiden darunter, wobei Frauen und Männer gleichermaßen betroffen sind. Therapeutisch geht man bei der Hyperhidrosis nach dem Stufenprinzip vor: zunächst nichtinvasiv, indem Antitranspiranzien oder natürliche Mittel verabreicht werden. Hierzu gehören Tabletten mit Salbei, die es rezeptfrei in der Apotheke gibt und die bei leichteren Formen gut helfen können.

Für stärkeres Schwitzen gibt es die Möglichkeit, sich von einem Arzt rezeptpflichtige Medikamente verschreiben zu lassen. Die sog. Anticholinergika bewirken, dass der Botenstoff Acetylcholin, der für die Produktion des Schweißes verantwortlich ist, gehemmt wird. Bei diesem doch recht starken Medikament kann es aber zu Nebenwirkungen wie Herzrasen, Mundtrockenheit, Schlafstörungen oder Verstopfung kommen. Wenn der Leidensdruck groß ist, sollte man auf jeden Fall einschleichend dosieren. Falls Nebenwirkungen auftreten, muss man sich überlegen, was schlimmer ist. Das Schwitzen oder z. B., dass man nicht mehr so gut schläft.

Einige Ärzte verschreiben auch Medikamente wie Betablocker, die den Blutdruck senken und zusätzlich einen positiven Effekt auf die Schweißproduktion haben.

Physikalische Maßnahmen wie die Pulsstrombehandlung mit Wechselstrom können ebenfalls angewendet werden. Das ist aber sehr zeitaufwendig, da diese Maßnahme am Anfang 3–4 Mal pro Woche durchgeführt werden muss. Später kann man die Anzahl auf einmal wöchentlich reduzieren. Durch diese Iontophorese wird der Ionentransport, der für den Schweiß ebenfalls verantwortlich ist, gestört. Die Erfolgsquote liegt bei 80 %, allerdings hält der Therapieerfolg nur an, wenn regelmäßig therapiert wird.

Eine halbinvasive Behandlungsmöglichkeit ist das Spritzen von Botox. Hierbei wird das Medikament Botulinumtoxin nach einer oberflächlichen Betäubung mit einem Anästhesiegel in die Hautschicht gespritzt, in der die Schweißdrüsen sitzen. Botox blockiert die Signalübertragung von den Nervenenden auf die Schweißdrüse und verhindert so eine Schweißbildung lokal. Die Wirkung hält etwa ein halbes Jahr an. Als letzte Möglichkeit kann man sich die Schweißdrüsen herausoperieren lassen.

Falls jemand übermäßig viel schwitzt, sollte das genauer untersucht werden. Eine Ursache kann eine Schilddrüsenfehlfunktion sein. Auch durch Übergewicht, Stress oder – in den Wechseljahren – durch einen Hormonmangel kann es zu einer vermehrten Schweißproduktion kommen. Zudem führen einige Medikamente als Nebenwirkung dazu, dass man stärker schwitzt. Hierzu gehören auch Opioide und einige Medikamente gegen Depressionen.

Generell ist zu sagen, dass bestimmte Nahrungsmittel wie scharfe Gewürze, Alkohol und Koffein sowie große und heiße Mahlzeiten eine Schweißbildung erheblich verstärken können. In den Wechseljahren kann es durch den verminderten Progesteronspiegel im Blut zu den typischen Schweißausbrüchen kommen. Dies habe ich in Abschn. „Welche Hormone sind bei Frauen wichtig?" zu den Hormonen besprochen.

Wenn es scheinbar grundlos nachts zu starken Schweißattacken kommt, sollte unverzüglich ein Arzt aufgesucht werden, da dahinter eine bösartige Erkrankung stecken kann.

Welche Gründe gibt es für Körpergeruch?

Jeder von uns hat seinen ganz individuellen Körpergeruch. Dieser ist nämlich genetisch determiniert. Eine Ausnahme stellen lediglich eineiige Zwillinge dar, bei denen das Genmaterial identisch ist.

Unterscheiden kann man noch zwischen Männern und Frauen. Bei Frauen zeigt sich ein eher schwächerer Geruch, der säuerlich riecht, wohingegen Männer aufgrund von Abbauprodukten des männlichen Geschlechtshormons Testosteron eher einen nach Urin riechenden, beißenden Schweißgeruch aufweisen.

Weitere Ursachen für Körpergeruch können in unserer Ernährung liegen. Lebensmittel wie Knoblauch, Zwiebeln oder Kaffee verstärken bekannterweise Ihren schlechten Atem.

Durch Lebensmittel, die viel Cholin enthalten, kann es sein, dass man anfängt, nach Fisch zu stinken. Hierzu gehören neben Fisch auch Eier und Milch. Zink ist übrigens ein wichtiges Element für die Entgiftung. Ein Zinkmangel kann deswegen ebenfalls zu einem verstärkten Körpergeruch führen.

Ein weiterer Grund für verstärkten Körpergeruch können auch Medikamente sein. Die bekanntesten sind Aspirin und Morphin, die einen schwefelartigen Atem verursachen.

Übrigens: Sollten Sie nach Ammoniak riechen, empfehle ich Ihnen dringend, Ihre Nieren untersuchen zu lassen. Ein Gang zum Arzt ist auch unausweichlich bei einem Geruch nach Aceton (säuerlicher Geruch). Das könnte nämlich ein Hinweis auf einen schlecht eingestellten Diabetes sein.

Es gibt ferner unterschiedliche Körpergerüche bei Menschen verschiedener ethnischer Herkunft. So produzieren dunkelhäutige Menschen mehr apokrines Sekret (von den apokrinen Schweißdrüsen) und es kommt bei Keimbesiedlung eher zu einer Bildung von Körpergeruch. Die Schweißdrüsenöffnungen von Asiaten sind hingegen sehr klein und produzieren deswegen nur recht wenig Sekret.

Bekommt man durch Schokolade Akne?

Das ist eine sehr schwierige Frage. Ich kann mich noch an meine Jugendzeit erinnern. Da hat ein Freund von mir wegen seiner Akne total auf Zucker verzichtet. Ein paar Jahre später hieß es in der Presse, dass das nicht korrekt sei und dass die Ernährung keinen Einfluss auf die Bildung von Pickeln hätte.

Nun hat aber eine recht neue französische Studie mit mehr als 25.000 Teilnehmern gezeigt, dass eine zuckerhaltige Ernährung mit viel Kalorien und einem hohen Anteil an gesättigten Fettsäuren das Risiko für die lästigen Aknepusteln um 50 % erhöht.

Unsere westliche Ernährung ist vorwiegend zucker- und fettreich und auch kuhmilchlastig. Weitere Studien sind laut den Wissenschaftlern noch notwendig, um optimale Ernährungsempfehlungen zu geben. Dennoch bin ich der Meinung, dass man seinen Zuckerkonsum durchaus reduzieren sollte, wenn man ein Akne Problem hat. Es tut sicherlich nicht nur der Haut gut.

Die Akne vulgaris wie sie im Lateinischen genannt wird, betrifft nicht nur Jugendliche. Auch Erwachsene sind davon recht häufig betroffen. Hier gibt es verschiedene Quellen, die von 35–90 % sprechen. Sie ist damit die häufigste Hauterkrankung der Welt.

Pickel entstehen durch eine überschüssige Talgproduktion und durch verstopfte Hautporen, wofür auch die Hormone verantwortlich sind. Bakterien (Propionibacterium acnes) können dann nicht mehr richtig abfließen und sorgen für eine Entzündungsreaktion, die auch eine Eiterbildung nach sich ziehen kann.

Die Therapie ist bei jedem Menschen anders und reicht von Peelings, Pflegeserien, Hormontherapie, UV-Therapie, Mikrodermabrasion bis hin zur antibiotischen Therapie. Die Behandlung gehört auf jeden Fall in die Hände eines Dermatologen.

Ich möchte Ihnen aber ein paar Nährstoffe vorstellen, die bei Akne therapiebegleitend eingesetzt werden sollten:

Beginnen möchte ich mit Zink: Das Spurenelement hängt eng mit der Hautgesundheit zusammen, denn in der Haut befindet sich ca. 6 % des Zinkgehalts des Körpers. Viele Studien konnten beweisen, dass eine Einnahme von Zink v. a. bei Menschen mit Zinkmangel bei einer entzündlichen Akne helfen kann. Es vermindert die Talgproduktion und hat antibakterielle und entzündungshemmende Eigenschaften.

Viele Menschen haben leider einen Zinkmangel. Das sehe ich in den täglichen Vollblutmessungen in meiner Praxis.

Wer die Wirkung von Zink noch verbessern möchte, kombiniert es mit der Aminosäure Histidin. Dadurch wird die Absorption von Zink im Darm verbessert.

Apropos Darm. Häufig ist die Darmflora bei Patienten mit Akne auch verändert. Eine genaue Diagnostik kann eine Zusammensetzung der Darmbakterien im Stuhl ergeben. Häufig muss eine Dysbiose dann durch Probiotika ausgeglichen werden. Hierzu aber mehr beim Thema Darm (s. Abschn. „Welche Aufgaben hat der Darm?").

Als nächstes möchte ich das Vitamin C erwähnen. Dieses Vitamin nimmt als Antioxidans eine wichtige Rolle in einem gesunden Körper ein. Und in einem Entzündungsbereich wie bei der Akne entstehen massenweise freie Radikale. Vitamin C hat einige weitere wichtige Funktionen für die Haut: Neben der Schlüsselrolle beim Abfangen von freien Radikalen verringert es den Wasserverlust der Haut, was ein typisches Zeichen der Hautalterung ist. Außerdem wird die Kollagen- und Elastinsynthese stimuliert, wodurch es zu einem schöneren Hautbild und zu einer verbesserten Regeneration nach Wunden kommt.

Weiter geht es mit der Kieselsäure. Das ist die wasserlösliche Form von Silizium. Bambus ist z. B. besonders reich an Silizium. Dadurch ist die Pflanze zwar hart, aber trotzdem elastisch und gut biegsam. Tatsächlich kommt Silizium in unserem Körper relativ häufig vor und ist nach Zink und Eisen das dritthäufigste Spurenelement. Für die Haut ist es besonders interessant, da es die Kollagenbildung unterstützt. Es ist wichtig für die Hautfestigkeit und für die Elastizität – genau wie beim Bambus. Studien haben gezeigt, dass Silizium zu einer verbesserten Hautoberflächeneigenschaft führt und die mechanischen Eigenschaften der Haut signifikant verbessern kann. Außerdem wirkt es sich positiv auf das Wachstum von Nägeln und Haaren aus.

Als letztes können bei einer Akne auch die OPCs helfen. Was das ist, erkläre ich in Abschn. „Was sind OPCs?".

Was versteht man unter der „Fettwegspritze"

Generell muss man, um abzunehmen, die Ernährung verändern. Das hat die oberste Priorität. Zusätzlich sollte man durch Sport versuchen, am Tag mehr Kalorien zu verbrennen, als man aufnimmt. Wenn kleinere Fettpölsterchen trotzdem nicht verschwinden, gibt es auch noch die Lipolyse-Spritze oder im allgemeinen Sprachgebrauch „Fett-weg-Spritze" genannt.

Der Inhaltsstoff Phosphatidylcholin löst die Zellmembranen der Fettzellen auf und das Fett wird daraufhin zur Leber transportiert, wo es wie das Nahrungsfett verbrannt wird.

Injektionslipolyse zu ästhetischen Zwecken ist seit 2002 in Europa und den USA weit verbreitet. Das Medikament ist für den intravenösen Gebrauch u. a. zur Prophylaxe und Therapie von Fettembolien zugelassen. Die subkutane Applikation – eingeführt unter die Haut – stellt einen sog. Off-Label-Use dar. Es ist die Verwendung eines Medikamentes für andere Zwecke, als wofür es eigentlich zugelassen ist, in voller Verantwortung des verabreichenden Arztes mit Zustimmung des Patienten, wenn eine genaue Aufklärung vorausgegangen ist. Behandlungsbereiche sind neben dem Bauch und den Hüften auch Oberschenkel, Oberarme oder die Halspartie. Spezialisten für diese ästhetische Therapie findet man im Netzwerk Lipolyse.

Eine andere Möglichkeit, die Fettzellen zum Schmelzen zu bringen, ist das Coolsculpting/Kryolipolyse. Durch die Applikation von Kälte werden wie auch bei der Lipolyse-Spritze die Membranen zerstört.

Aber auch die Cellulite kann durch Spritzen behandelt werden. Hierbei handelt es sich um eine Störung der Bindegewebsstruktur, die v. a. Frauen betrifft und sich mit zunehmendem Alter verstärken kann. Sie wird in vier Grade eingeteilt und zumindest bei den Stadien 1–3 lässt sich durch den gleichen Wirkstoff wie bei der Fett-weg-Spritze gute Ergebnisse erzielen. Der Unterschied zu der klassischen Lipolyse liegt lediglich in der Tiefe der Injektion. Bei dieser Mesotherapie wird nur in die obersten Hautschichten gespritzt, wobei der Stoffwechsel umgangen wird. Eventuell ist es sinnvoll, beide Techniken miteinander zu kombinieren. Das führt nach mehrmaliger Anwendung zu einer Straffung und Verbesserung des Erscheinungsbildes.

Zornesfalten – Hilft Botox dagegen?

Das Botulinumtoxin, auch Botox genannt, ist eigentlich ein Gift, das von Bakterien gebildet wird und eine Lebensmittelvergiftung verursachen kann. Man sollte daher tunlichst vermeiden, es oral, also über den Mund, aufzunehmen. Beschrieben wurde es von einem deutschen Arzt und wurde früher häufiger mal in Fleischkonserven entdeckt.

In der Medizin wird es als Therapeutikum u. a. beim Schiefhals, Lidkrampf oder beim Schielen genutzt. Es hemmt die Übertragung des Botenstoffes der Nervenwurzel, sodass der Muskel nicht mehr erregt werden kann.

In der Schönheitsbehandlung wird es mehr und mehr als Mittel gegen die Behandlung von Falten genutzt. Besonders beliebt sind hierbei die Behandlung der Zornesfalte, der Stirnfalten und der Augenfalten. Bei sachgemäßer Anwendung treten keine Nebenwirkungen auf. Bei Überdosierung oder falscher Injektionen können ein maskenhaftes Gesicht oder ein hängendes Lid auftreten. Das ist aber eher selten.

Die verwendeten Nadeln sind extrem dünn, so dass die Injektionen auch nicht besonders schmerzhaft sind. Die Wirkung setzt nach ca. 3–7 Tagen ein und hält für 3–6 Monate an.

Auch schmerzhafte Muskelverspannungen können durch Botulinumtoxin gelöst werden. Belegt ist auch die Wirksamkeit gegen Migräne und übermäßige Schweißproduktion.

Eine neuere Studie bestätigte ferner den positiven Effekt von Botox bei Patienten mit depressiven Störungen. Durch die Entspannung der Glabella-Muskulatur, das sind die Muskeln, die für die Zornesfalte verantwortlich sind, können diese Patienten positive Effekte erzielen. Die Glabella-Region drückt nämlich negative Emotionen wie Wut, Trauer oder auch Ekel aus. Eine weitere Erklärung könnte in der Stimmungsaufhellung und Verbesserung des Selbstwertgefühls durch den kosmetischen Effekt begründet sein. Die Durchführung weiterer Studien ist hier sicherlich sinnvoll.

Botox – Oder gibt es andere Möglichkeiten gegen Falten?

Wer kein Botox gegen seine Falten spritzen möchte, kann auch Gesichtsgymnastik machen. Hier ein paar Tipps (bitte gleich durchführen):

Gegen Stirnfalten: Legen Sie die Hände flach auf die Stirn und versuchen Sie zu runzeln. Halten Sie dann die Spannung ein paar Sekunden. Wegen des Druckes verhindern Sie die Faltenbildung der Stirn. Nachdem Sie die Übung ein paar Mal wiederholt haben, streichen Sie die Stirn beidhändig von innen nach außen aus.

Gegen Augenfalten: Kreisen Sie mit Ihren Fingern über die Lider Ihrer geschlossenen Augen und versuchen Sie anschließend die Augen gegen den Widerstand aufzumachen.

Gegen Wangenfalten: Blasen Sie die Wangen wie ein Frosch auf bewegen Sie die Luft hin und her. Wiederholen Sie das Ganze 10 Mal.

Gegen Mundfalten: Wenn Sie einen Korken zwischen die Lippen legen und drauf pressen, verstärkt sich die Muskulatur um den Mund herum. Halten Sie die Spannung 6 s und wiederholen Sie die Übung 6 Mal.

Für schöne Lippen ist die beste Übung küssen. Schnappen Sie sich also Ihren Partner und legen Sie mal wieder richtig los. Und wenn Sie gerade keinen Partner haben, dann nehmen Sie sich einfach den Nächstbesten und sagen Sie ihm/ihr, dass Sie unbedingt für schöne Lippen trainieren müssen.

Es gibt aber auch Nährstoffe, die gut gegen Falten wirken. Und man kann sie auch frühzeitig einnehmen um, einer verstärkten Faltenbildung rechtzeitig entgegenzuwirken. Hierzu gehören z. B. Kollagenkomplexe, die man einnehmen kann. Kollagen ist ein Struktureiweiß, das im Bindegewebe vorkommt und zusammen mit Elastin für eine straffere Haut und mehr Elastizität sorgt. Sie kennen das vielleicht von verschiedenen Cremes, die man äußerlich auf die Haut auftragen kann. Nun hat es sogar mehr Sinn, Kollagen von innen zuzuführen. So wirkt es nicht nur positiv gegen Falten, sondern stabilisiert auch Knorpel und Knochen.

Die Hyaluronsäure hatte ich bei den Gelenken in Abschn. „Welche Nährstoffe sind für die Gelenke gut?" bereits erwähnt. Sie ist aber auch ein wichtiger Teil des Bindegewebes und dient der Haut durch ihre Fähigkeit, Wasser zu binden, als Feuchtigkeitsspender. Auch sie wird häufig in Hautpflegeprodukten verwendet. Leider wird beginnend mit 30 Jahren – und natürlich verstärkt im Alter – das Kollagen abgebaut und auch der Vorrat an Hyaluronsäure nimmt ab, das Bindegewebe verliert an Volumen und die Haut trocknet aus. Ähnlich wie bei einer Traube, die Flüssigkeit verliert. Auch hier empfehle ich, dem Körper von innen nach außen wieder mehr Feuchtigkeit zu spenden, indem Sie Hyaluronsäure einnehmen.

Methylsulfonylmethan (MSM) ist ein wichtiger Bestandteil der Kollagen-, Elastin-, Knorpel- und Keratinherstellung. Beim Thema Gelenke hatte ich es schon angesprochen (s. Abschn. 2.28). Eine Einnahme für ein besseres Hautbild ist aber auch durchaus sinnvoll.

Als letztes möchte ich noch das Silizium erwähnen. Das ist einigen vielleicht besser bekannt unter dem Namen Kieselerde. Auch das Silizium hat eine kollagenbildende Wirkung und kann Sie im Kampf gegen Falten unterstützen.

Woher kommen die weißen Flecken auf den Nägeln? Warum brechen sie?

In der Regel handelt es sich bei den weißen Flecken um Wachstumsstörungen. Meistens werden sie durch lokale Faktoren hervorgerufen. So können sie z. B. bei zu intensiver Maniküre oder bei kleinen Verletzungen auftreten. Selten kann auch ein Mineralstoffmangel dahinterstehen. So z. B. bei einem Kalzium- oder Eisenmangel.

Längsrillen sind meistens ein Alterungsprozess. Gegebenenfalls kann dahinter auch ein Flüssigkeitsmangel stehen. Querrillen entstehen durch Wachstumsstörungen des Nagels, wenn z. B. das Nagelbett verletzt wurde oder durch Krankheiten.

Die Ursache von brüchigen Nägeln liegt häufig in einer Austrocknung des Nagels bei zu viel Kontakt mit Wasser. Es kann dahinter auch ein Mangel an B-Vitaminen, Vitamin A, Zink oder Eisen stecken. Wer den Mangel ausgleichen möchte, sollte sich aber Zeit nehmen. In der Regel dauert es bis zu 3 Monaten, ehe man einen Erfolg sieht, genauso wie bei den Haaren.

Sogenannte Tüpfelnägel, also kleine Grübchen in der Oberfläche des Nagels, oder Ölnägel mit kleinen gelben öltropfenähnlichen Pünktchen sind typisch für eine Psoriasis, eine Schuppenflechte.

Gelbe Nägel können durch einen Pilzbefall bedingt sein. Uhrglasnägel, d. h., wenn sich der Nagel nach außen wölbt, entstehen bei chronischem Sauerstoffmangel, z. B. infolge einer Herz- oder Lungenerkrankung. In diesen Fällen ist der Gang zum Arzt unausweichlich.

Was kann ich gegen Schuppen tun?

Schuppen können unangenehm sein. Wenn es von der Kopfhaut schneit, dann bekommt man schon mal den einen oder anderen Spruch vorgehalten.

Die Kopfhaut erneuert sich alle 4 Wochen und wenn man sie nicht richtig pflegt, dann können diese Hautschuppen schnell entstehen. Man unterscheidet zwei Arten von Schuppen, die trockenen und die fettigen Hautschuppen. Sie haben natürlich auch unterschiedliche Ursachen.

Zu trockenen Schuppen kommt es, wenn die Haut zu trocken ist. Das kann auf der einen Seite durch zu trockene Heizungsluft entstehen, zum anderen aber auch durch zu stark entfettende Shampoos. Hierfür empfiehlt es sich, ein leichtes Shampoo zu benutzen, das nicht zu sehr entfettet. Ein weiterer guter Trick besteht darin, die Kopfhaut abends vor dem Schlafengehen mit ein paar Tropfen Speiseöl einzuträufeln, dann wirken lassen und am nächsten Tag wieder auszuspülen.

Bei fettigen Schuppen sollte man ein Anti-Schuppen-Shampoo 3 Mal die Woche bei der Haarwäsche auftragen. In diesen speziellen Shampoos ist häufig auch ein Mittel gegen Pilze enthalten, die sich gerne auch auf der Kopfhaut ausbreiten. Hilfreich ist bei diesen Schuppen auch ein Aufenthalt am Meer, da sich die Kombination aus Sonne und salzhaltiger Luft positiv auswirken kann.

Bei Krankheiten wie Schuppenflechte oder Neurodermitis sollte ein Hautarzt konsultiert werden.

Was hat es mit Kolostrum auf sich?

Kolostrum ist die erste Milch, die von der Mutter direkt nach der Geburt gebildet wird. Dadurch wird das Neugeborene optimal mit Nährstoffen und Immunglobulinen, also Antikörpern (IgG, IgM und IgA) versorgt. Es stärkt somit das Immunsystem und wirkt gut gegen Bakterien und Viren.

Zudem wird durch das Kolostrum auch die Hauptaktivität von natürlichen Killerzellen (NK-Zellen) gesteigert. So werden auch virusinfizierte Zellen und Tumorzellen angegriffen und zerstört. Je niedriger die Anzahl dieser NK-Zellen ist, desto höher ist die Todesrate nach Infekten, und im Alter lässt die Menge der Killerzellen leider nach.

Gerade in Zeiten des Coronavirus ist das ein nicht außer Acht zu lassender Punkt. In einer Studie von 2003 konnte bei Erwachsenen Probanden nachgewiesen werden, dass durch eine 8-wöchige Supplementierung mit Kolostrum weniger Erkrankungen der Atemwege auftraten.

Bei Leistungssportlern zeigt sich in der Nachtrainingsphase häufig ein Abfall von IgG im Blut, was zu Infekten führen und durch Einnahme von Kolostrum verhindert werden kann. Auch die Erhöhung der IgA-Werte, welches als Antikörper vor allem für die Abwehr von Erregern an Schleimhautoberflächen zuständig ist, von Langstreckenläufern konnte nachgewiesen werden. Zudem hat ein Team von deutschen Wissenschaftlern 2001 den positiven Nutzen einer Supplementierung von Kolostrum auf die Maximalkraft beschrieben und es häufen sich die Studien, dass Kolostrum auch zu leistungssteigernden Effekten im Ausdauersport führt.

Tumorzellen lassen sich mit fortschreitenden Lebensjahren durch die Verminderung der Abwehrzellen nicht mehr so effektiv bekämpfen. Im Jahre 2010 konnte wissenschaftlich nachgewiesen werden, dass durch Kolostrum die Aktivität der NK-Zellen mehr gesteigert werden konnte als bei einer Therapie mit dem Medikament Proleukin, das als Immunmodulator in der Krebstherapie eingesetzt wird.

Kolostrum verfügt zudem über das Enzym Telomerase. Anti-Aging-Wissenschaftler nehmen an, dass es unseren Alterungsprozess bremsen kann. Die Telomerase verhindert, dass sich die Chromosomenstränge bei der Zellteilung verkürzen, und wirkt folglich dem Altern entgegen.

Mit Kolostrum von der Mutterkuh können wir den Reparaturmechanismus der Telomerase auch im Alter nutzen.

Kann ich mein biologisches Alter bestimmen lassen?

Altern tun wir alle. Das gehört leider zum Leben dazu. Nun ist es aber so, dass einige Menschen schneller altern und andere langsamer. Das wird zu maximal 20 % genetisch bestimmt und hat hauptsächlich mit den unterschiedlichen Lebensgewohnheiten zu tun. Mit zunehmender Lebensdauer kommt es an den Zellen zu Alterungsprozessen, woraus typische Alterserkrankungen wie Herz-Kreislauf-Erkrankungen, Diabetes oder Demenz entstehen können, aber nicht müssen.

Wir haben es also selber in der Hand, unser Leben zu beeinflussen und somit zu verlängern. Wer raucht, sich ohne Bewegung nur vor dem Fernseher aufhält und dabei Chips konsumiert, wird vermutlich nicht so ein langes Leben führen wie derjenige, der Gemüse isst und Sport treibt.

Auf der molekularbiologischen Ebene zeigt sich, dass Reparaturmechanismen im Laufe der Zeit nicht mehr so gut funktionieren. Das kann zu Schädigungen bei der Protein- und der DNA-Herstellung und somit auch zu einer Schädigung der Makromoleküle führen.

Das biologische Alter kann sich also von dem zellulären Alter unterscheiden und im Blut von Biomarkern bestimmt werden. Zu diesen Biomarkern gehört die Telomerlänge in den weißen Blutkörperchen. Telomere sind Strukturen an den Endkappen von Chromosomen. Sie sind für die Stabilität der Chromosomen verantwortlich und schützen die DNA vor einem enzymatischen Abbau. Außerdem wird durch sie ein Austausch von genetischem Material mit anderen Chromosomen verhindert. Die Länge der Telomere ist ein Indikator für die Abnutzung des Körpers. Weil bei jeder Zellschädigung eine Zellteilung zur Reparatur notwendig ist, verkürzen sich die Telomere jedes Mal ein wenig. Sie sind somit quasi die biologische Uhr einer jeden Körperzelle. Sind sie abgenutzt, gehen sie in eine Ruhephase über oder die Zelle stirbt den programmierten Zelltod.

Für diese Erforschung wurden Wissenschaftler 2009 sogar mit dem Nobelpreis für Medizin ausgezeichnet.

Wir erkennen den Alterungsprozess bei uns besonders an Haut und Haaren. Das sind Zellen, die sich besonders häufig teilen und deswegen von der Telomerverkürzung besonders stark betroffen sind. Aber auch die Zellen des Immunsystems sind betroffen. Unser Abwehrsystem kann dann entartete Zellen nicht mehr so gut erkennen und zerstören und die Gefahr, eine Krebserkrankung zu bekommen, steigt.

Was aber können wir dagegen tun?

Eine gesunde Lebensweise mit ausreichend Bewegung, gesundem Essen hatte ich schon erwähnt, hinzukommen ausreichend Erholung und Stressreduktion. Vermeiden Sie außerdem schädliche Faktoren wie Rauchen und UV-Strahlen.

Schließlich möchte ich noch zwei Anti-Aging-Schwergewichte vorstellen: zum einen die Sirtuine und zum anderen das Spermidin.

Sirtuine gehören zu den Enzymen (Sirt 1–Sirt 7). Sie regulieren die Reparaturvorgänge und spielen somit eine herausragende Rolle bei der Verzögerung von Altersprozessen. Außerdem fördern sie die mitochondriale Energieeffizienz.

Kurz vor der Jahrtausendwende gelang es Wissenschaftlern, mit Hilfe der Sirtuine in Hefepilzen eine Verlängerung der Lebensdauer von 70 % zu erzielen. Das war ein Meilenstein in der Anti-Aging-Forschung. Es wurde herausgefunden, dass diese Enzyme sowohl den Zellstoffwechsel als auch die Reparatur der DNA und die Immunreaktion des Körpers positiv beeinflussen. Curcuma, Quercetin, Pterostilbene, Resveratrol und grüner Tee können die Aktivität der Sirtuine verstärken. Es gibt mittlerweile auch Produkte auf dem Markt, die diese Nährstoffe beinhalten.

2016 wurde ein japanischer Forscher mit dem Nobelpreis für Medizin für seine Arbeit über die Autophagie ausgezeichnet. Dieser Zellerneuerungsprozess wird durch eine Fastenzeit von ca. 16 h (wie beim Intervallfasten) und durch eine spermidinreiche Ernährung verstärkt.

Spermidin ist eigentlich ein körpereigener Wirkstoff, der in allen Lebenswesen vorkommt. Die Menge nimmt aber leider im Laufe des Lebens immer mehr ab. Besonders reich an Spermidin ist übrigens die Samenflüssigkeit. Das könnte erklären, warum auch ältere Männer noch gesunde Kinder bekommen können. Die Spermien altern nämlich im Gegensatz zu unseren anderen Zellen nicht.

Zu den spermidinreichen Nahrungsmitteln gehören z. B. Weizenkeime, Sojabohnen, Kürbiskerne, Erbsen und Pilze. Findige Nahrungsergänzungsmittelhersteller haben es aber mittlerweile auch geschafft, Spermidin als Nahrungsergänzungsmittel zu verkaufen.

Kann ich mich durch Solariumbesuche vor einem Sonnenbrand schützen?

Bei den meisten Solarien werden die UV-B-Strahlen herausgefiltert, da diese den Sonnenbrand verursachen können. So bleiben dann noch die UV-A-Strahlen übrig, welche eine schnelle Bräune bewirken.

Aber: Braun ist leider nicht gleich braun. Die Bräune aus dem Solarium schützt Sie keineswegs davor, einen Sonnenbrand zu erleiden. Es hat lediglich einen kosmetischen Einfluss auf die Haut. Für eine echte Bräune benötigt man die UV-B-Strahlen und v. a. auch Zeit. UV-B-Strahlen führen zu einer Neubildung von Pigmenten, die dann auch einen Sonnenschutz bieten können. Dafür werden aber bis zu 3 Tage benötigt. Es ist also unbedingt erforderlich, seine Haut mit einer Sonnencreme zu schützen, die einen ausreichenden Lichtschutzfaktor hat.

Ab einem UV-Index von 3 sollte die Haut auf jeden Fall mit Sonnencreme geschützt werden. Ab einem Wert von 8 sollte man die Sonne möglichst meiden. Der UV-Index ist ein Indikator für die UV-Strahlenbelastung und kann bei jeder Wetterstation – auch online – in Erfahrung gebracht werden. In den Sommermonaten können in Südeuropa Werte von über 9 und in Nordeuropa Werte bis 7 erreicht werden.

Aber woher weiß man, welchen Lichtschutzfaktor man benötigt? Dafür muss man zunächst einmal herausfinden, was für ein Hauttyp man ist. Der Hauttyp 1 hat einen hellen Teint, rotblondes Haar und Sommersprossen, also der Typ Boris Becker.

Gehen wir mal von einem UV-Index von 8 aus und ohne Vorbräunung. Dann liegt der Eigenschutz der Haut bei 3–10 min. Das ist nicht wirklich viel. Er lässt sich aber durch einen hohen Lichtschutzfaktor (LSF) erhöhen. Wir multiplizieren dabei den Eigenschutz mit dem LSF. Bei diesem Beispiel und einem LSF von 50 ergeben sich 150–500 min. Alles unter LSF 50 wäre also zu wenig, um ein paar Stunden in der Sonne zu verbringen.

Hauttyp 2 hat blondes Haar, helle Augen und wird eigentlich nicht so schnell braun, bekommt aber auch gerne mal einen Sonnenbrand. Hier liegt der Eigenschutz entsprechend bei 10–20 min.

Hauttyp 3 hat dunkelblondes bis braunes Haar und einen mittleren Teint, also der Typ des Autors. Der könnte mit einem LSF von 20 bei einem Eigenschutz der Haut von 20–30 min für 400–600 min in die Sonne.

Als letztes wäre da dann noch der Hauttyp 4 mit dunkelbraunem oder schwarzem Haar, dunklen Augen, der sowieso eher selten einen Sonnenbrand bekommt. Dieser Hauttyp hat einen Eigenschutz von ca. 45 min. Nachcremen hilft im Übrigen nicht, die Zeit zu verlängern. Dennoch würde ich es empfehlen. Der Schweiß und das Baden können den Schutz der Cremes reduzieren, auch wenn auf den Flaschen der Hinweis „wasserfest" steht.

Allerdings ist das Auftragen einer Sonnencreme kein Freibrief. Während der Mittagssonne sollte ein schattiges Plätzchen aufgesucht werden.

Ist Rotwein gesünder als Weißwein?

Es wird angenommen, dass Rotwein gesünder ist als Weißwein. Das liegt vermutlich daran, dass beim Rotwein die Schale der blauen Traube in der Herstellung mit vergärt wird und dort befinden sich viele gesunde Pflanzenstoff, die Polyphenole.

Das bekannteste Polyphenol ist das Resveratrol, durch das die Traube die rote Farbe bekommt. Es handelt sich um ein potentes Antioxidans, das freie Radikale im Körper neutralisieren kann. Außerdem ist es auch ein Sirt-Aktivator (s. Abschn. 4.20). Weitere positive Eigenschaften des Resveratrols sind die Steigerung der Insulinsensitivität und der Glukoneogenese, was einem Diabetes entgegenwirken kann. Es wirkt zudem antikanzerogen und immunstärkend. Für die Pflanze ist das Resveratrol auch sehr wichtig. Das ist nämlich ein essenzieller Teil ihres Immunsystems und schützt sie vor Bakterien, Pilzen und Viren, zudem vor schädlichen Umwelteinflüssen wie Ozon oder Toxinen. Erdnüsse und Preiselbeeren zeigen ebenfalls höhere Mengen an Resveratrol auf.

Neben den Polyphenolen hat Rotwein im Vergleich zu Weißwein außerdem einen höheren Gehalt an gesunden Bitterstoffen, an Magnesium und Eisen.

Das sog. französische Paradoxon, das vor einiger Zeit deklariert wurde, wurde mittlerweile wieder etwas relativiert. Es hieß seinerzeit, der Grund, dass die Franzosen weniger Herz- Kreislauf-Erkrankungen bekommen, läge an dem höheren Konsum von Rotwein. Und das obwohl sie sich fettiger ernährten.

Mittlerweile ist man der Ansicht, dass Alkohol an sich eine gefäßprotektive Wirkung hat. Das soll natürlich nicht zum übermäßigen Trinken einladen. Die negativen Effekte kennen wir. Wir sprechen natürlich von einem moderaten Alkoholkonsum.

Es gibt bestimmte Richtwerte, wieviel Alkohol Mann oder Frau maximal konsumieren darf. Die Menge liegt hierfür bei 30 g für den Mann und 15 g für die Frau pro Tag. Allerdings pro Woche dann auch nicht mehr als 120 bzw. 70 g. Ein halber Liter Bier mit 5 Vol.-% Alkohol enthält ca. 20 g, genauso viel wie ein Viertelliter Wein.

Was sind OPCs?

OPC steht für Oligomere Proanthocyanidine. Da dieser Begriff furchtbar kompliziert ist, hat sich die Abkürzung durchgesetzt. Sie gehören wie auch Resveratrol zu den sog. Polyphenolen, und die Polyphenole wiederum, wie z. B. die Carotinoide oder Flavonoide, zu den sekundären Pflanzenstoffen. Sie sind Bestandteile von Gemüse und Früchten und geben ihnen das entsprechende Aroma und die charakteristische Farbe.

OPCs haben einen so guten Ruf, weil sie ein ausgesprochen hohes antioxidatives Potenzial haben. So ist die Wirkung 18-mal so stark wie die von Vitamin C und 40-mal höher als von Vitamin E. Außerdem unterstützen sie die Aktivität von anderen Vitalstoffen, die dadurch eine längere antioxidative Wirkung zeigen. Für das Vitamin C z. B. wurde eine Verzehnfachung ermittelt.

Es gibt einige sehr positive Eigenschaften von den OPCs. Sie senken den Blutdruck durch eine Hemmung des

Angiotensin-Converting-Enzyms. Das ist genau das Enzym, das auch durch Medikamente wie Ramipril oder Lisinopril gehemmt wird. Die Gefäße werden erweitert und geschützt und die Blutplättchen (Thrombozyten) werden an einer zu starken Verklumpung gehindert. Weitere wissenschaftliche Studien haben zudem entzündungs- und tumorhemmende Wirkungen der OPCs nachgewiesen, weil die natürlichen Killerzellen (NK-Zellen) gestärkt wurden.

Die OPCs werden von den Darmbakterien in aktive Stoffe umgewandelt, die neben ihrer systemischen Wirkung auf den gesamten Körper auch die Darmflora selbst positiv beeinflussen. Die guten Bakterien im Darm werden durch die Pflanzenstoffe nämlich in ihrem Wachstum gefördert und die potenziell pathogenen Bakterien gehemmt.

Sehr interessant in diesem Zusammenhang ist auch ein Bakterium, das sich Akkermansia muciniphila nennt. Wenn man von diesem Bakterium eine große Menge im Darm zur Verfügung hat, kann es eine Gewichtsreduktion verstärken. Außerdem wird die Glukosetoleranz verbessert, und das kommt v. a. Diabetikern zu Gute. Zusätzlich bilden sie einen Mukus, also einen Schleim, der die Darmbarriere stabilisiert und Entzündungsprozessen im Darm entgegenwirkt. Polyphenole können das Wachstum von Akkermansia muciniphila stimulieren.

5

Detox – Das Wichtigste zur Entgiftung

"Auch eine schwere Tür hat nur einen kleinen Schlüssel nötig."

(Charles Dickens)

Was bedeutet Übersäuerung des Körpers?

Dazu stellt sich die Frage, was überhaupt eine Säure ist. Eine Säure ist ein Stoff, der Protonen (H^+) in eine Lösung abgeben kann. Eine sehr starke Säure ist zum Beispiel die Salzsäure (HCl), die sich auch in der Magensäure befindet und dort einen sauren pH-Wert von 1–1,5 im nüchternen und von 2–4 im gefüllten Magen verursacht. Ist die Säure zu stark, werden allerdings die Zellen im Magen angegriffen und es kommt zu einer Entzündung und zu Schmerzen.

Basen wiederum sind die Gegenspieler von den Säuren. Sie sind also Stoffe, die Protonen aufnehmen und damit aus einer Lösung entfernen können. Ein neutraler pH-Wert liegt bei ungefähr 7, wie beim Wasser oder dem Blut (7,4).

© Der/die Autor(en), exklusiv lizenziert durch Springer-Verlag GmbH, DE, ein Teil von Springer Nature 2021
D. Harbs, *Immun, fit und gesund – ohne Medikamente*, https://doi.org/10.1007/978-3-662-62751-8_5

Eine akute, schwerwiegende Verschiebung des Säure-Basen-Haushaltes kann zu einem schweren Krankheitsbild führen.

Eine chronische Säurebelastung geht mit einem ständigen Verbrauch der basischen Puffersubstanzen einher und es können vielfältige, unspezifische Probleme entstehen. Hierzu gehören z. B. eine verminderte Leistungsfähigkeit, Schlafstörungen, Depressionen und Migräne sowie Hautfaltenbildung.

Aber auch bei Erkrankungen lässt sich häufig eine latente Übersäuerung nachweisen, wie bei Allergien, Bluthochdruck, Krebs, Arthrosen, Osteoporose oder rheumatischen Erkrankungen. Die Ursache dafür liegt darin, dass für die Grundlage des Lebens bestimmte Enzymreaktionen notwendig sind. Diese Enzyme reagieren äußerst empfindlich auf Veränderungen im Säure-Basen-Gleichgewicht. Dadurch kommt es zu Störungen der biochemischen Prozesse in individuell unterschiedlichem Umfang.

Wie beschrieben, geht eine chronische Säurebelastung mit verschiedenen Krankheiten einher. Als Beispiel sei hier die Osteoporose genannt. Diese beinhaltet eine zunehmende Entmineralisierung des Knochens, die häufig bei Frauen nach den Wechseljahren vorkommt. Neben dem Mangel an Hormonen spielt die Übersäuerung des Körpers ebenfalls eine Rolle, da sich der Körper das Kalzium als Base aus dem Knochen zieht, um die Säuren zu neutralisieren.

Wenn man genau wissen möchte, ob man übersäuert ist, sollte man eine Säure-Basen-Titration nach Sander durchführen lassen. Hierbei werden zu fünf definierten Uhrzeiten nicht nur der pH, sondern auch die Pufferkapazität der Harnproben bestimmt. Eine einmalige pH-Messung des Urins ist nicht ausreichend, da hierbei nur der aktuelle pH-Wert gemessen wird, nicht aber die Aufnahmekapazität des

Urins für Säuren und Basen. Es werden evtl. normale pH-Werte gemessen, obwohl die Pufferkapazität schon fast vollständig erschöpft ist.

98% der Deutschen sind übersäuert. Die Ursachen dafür liegen auf der Hand:

- **Vermehrte Säureaufnahme:** Wir nehmen zu viele säurebildende Nahrungsmittel zu uns. Hierzu gehören z. B. Wurst und Käse, aber auch Kaffee, Alkohol und Weißmehlprodukte. Des Weiteren entsteht häufig durch eine Fehlverdauung im Magen-Darm-Trakt ein Gärungsstoffwechsel, wodurch es zu Blähungen und unregelmäßigen Stühlen kommen kann.
- **Verminderte Basenaufnahme:** Es stehen zu wenig basische und neutrale Nahrungsmittel wie heimisches Gemüse, Obst, Kartoffeln, Vollkornprodukte und Nüsse auf unserem Speiseplan. Außerdem haben Obst und Gemüse häufig nicht mehr die basische Wertigkeit, da sich der Boden zur Pufferung des sauren Regens wichtige Mineralien entzieht.
- **Verminderte Säureausscheidung:** Eine verminderte Säureausscheidung kommt durch unsere Bewegungsarmut. Durch körperliche Arbeit werden nämlich überschüssige Säuren ausgeschwitzt oder über die Lunge in Form von Kohlenstoffdioxid (CO_2) abgeatmet.

Welche Organe sind für die Entgiftung am Wichtigsten?

Zahlreiche Organe sind an der Entgiftung des Körpers beteiligt. Da ist zum einen die Leber. Sie ist das zentrale Organ des Stoffwechsels und befindet sich im rechten Oberbauch unterhalb der Zwerchfellkuppel. Die Leber wiegt ca. 1,5 kg, sie wandelt Toxine, die durch Rauchen, Alkohol, Medikamenten oder falsche Ernährung in unseren Körper gelangen, in weniger schädliche Substanzen um, die wiederum über den Dickdarm oder in flüssiger Form über die Nieren ausgeschieden werden. Dies erfolgt über den Blutweg. Auch über das Lymphsystem können Abfallstoffe zu den ausscheidenden Organen transportiert werden.

Die Leber heißt im Griechischen „Hepar". Deswegen ist eine Hepatitis eine Leberentzündung. Sie hat neben der Entgiftung aber noch andere wichtige Aufgaben. So ist sie ein wichtiger Speicher von Nährstoffen wie Fetten, Proteinen, Zucker, Vitaminen und Mineralien. Bei Bedarf werden diese Stoffe wieder an den Körper abgegeben. Da die Leber Proteine auch selber herstellt, hat sie auch eine wichtige Aufgabe für das Immunsystem, für die Hormonproduktion und die Blutgerinnung. Durch die Bildung von Gallenflüssigkeit wird zudem die Verdauung unterstützt. Mit Algen oder Grüntee kann dieses System stimuliert werden. Für die zwei Entgiftungsphasen der Leber, die über Enzyme gesteuert werden, ist eine vitamin- und mineralienhaltige Ernährung notwendig. Bei einem Mangel empfiehlt es sich, gezielt zu ergänzen. Weiterhin ist auch Kaffee gut für die Leber, da er viele bioaktive Substanzen enthält.

Als Geheimtipp möchte ich die Mariendistel erwähnen. Diese Pflanze wurde schon von Mönchen in mittelalterlichen Klöstern angebaut. Sie enthält viele sekundäre Pflanzenstoffe, u. a. das für die Leber sehr gesunde Silymarin. Für die Leber weniger gut ist eine zuckerreiche Ernährung, Übergewicht, Alkohol und Zigaretten, Pestizide und Schwermetalle, aber auch viele Medikamente können auf Dauer die Leberfunktion stark belasten.

Die Haut kann über ihre große Oberfläche mit dem Schweiß mehr Schadstoffe loswerden als die Niere und der Darm zusammen.

Von den Nieren haben wir zwei: eine links und eine rechts. Sie sehen aus wie Bohnen, sind aber deutlich größer. Man kann sagen, dass sie etwa so groß sind wie eine Faust. Neben der Entgiftungsaufgabe durch die Filterung des Blutes haben die Nieren aber noch ein paar weitere wichtige Aufgaben. Sie produzieren das Hormon Erythropoetin (EPO), das für die Bildung von Erythrozyten, den roten Blutkörperchen, notwendig ist. EPO wurde bekannt, da in der Vergangenheit zahlreiche Radsportler sich damit gedopt haben. Umgekehrt kann ein Mangel des Erythropoetins infolge einer Nierenschwäche zu einer Blutarmut (Anämie) führen, wodurch es zu Müdigkeit kommen kann. Die Nieren regulieren auch den Säure-Basen- und den Mineralstoff-Haushalt und aktivieren die Vorstufe vom Vitamin D. Damit übernehmen sie eine wichtige Aufgabe für die Gesundheit unserer Knochen. Außerdem regulieren die Nieren auch den Blutdruck.

Bleibt als letztes noch die Lunge. Mit jedem Ausatmen können wir das Kohlendioxid, das als Nebenprodukt unserer körperlichen Prozesse entsteht, abatmen, was gerade durch Sport vermehrt geschieht.

Welche Aufgaben hat der Darm?

Der Darm ist für die Gesundheit von entscheidender Bedeutung. Er ist mit einer Gesamtoberfläche von 300 m² das wichtigste Immunorgan. Der Darm beherbergt eine ganze Reihe von Bakterien, die sog. Darmflora. Dieses natürliche Gleichgewicht kann aber durch eine zuckerreiche Ernährung, Stress, Alkohol oder Medikamente gestört werden, wodurch es zu einer verminderten Immunleistung kommen kann.

Die folgende Grafik zeigt die Darmanalyse eines 48-jährigen Patientin (Abb. 5.1).

Magen-Darm-Diagnostik

Florastatus:

Stuhlkonsistenz	zähbreiig		
Stuhl-pH-Wert	6,5		5,5 - 6,5

Aerobe Leitkeime:

Escherichia coli	1×10^8		$1 \times 10^6 - 9 \times 10^7$
Proteus species	$<1 \times 10^4$		$< 1 \times 10^4$
Klebsiella species	$<1 \times 10^4$		$< 1 \times 10^4$
Enterobacter species	$<1 \times 10^4$		$< 1 \times 10^4$
Hafnia alveii	$<1 \times 10^4$		$< 1 \times 10^4$
Serratia species	$<1 \times 10^4$		$< 1 \times 10^4$
Providencia species	$<1 \times 10^4$		$< 1 \times 10^4$
Morganella morganii	$<1 \times 10^4$		$< 1 \times 10^4$
Kluyvera species	$<1 \times 10^4$		$< 1 \times 10^4$
Citrobacter species	$<1 \times 10^4$		$< 1 \times 10^4$
Pseudomonas species	$<1 \times 10^4$		$< 1 \times 10^4$
Enterococcus species	$<1 \times 10^4$		$1 \times 10^6 - 9 \times 10^7$

Anaerobe Leitkeime:

Bacteroides species	2×10^{10}		$1 \times 10^9 - 9 \times 10^{11}$
Bifidobacterium species	2×10^{10}		$1 \times 10^9 - 9 \times 10^{11}$
Lactobacillus species	$<1 \times 10^3$		$1 \times 10^5 - 9 \times 10^7$
Clostridium species	$<1 \times 10^3$		$< 1 \times 10^6$

Clostridium difficile	negativ	negativ

Bei einem negativen Ergebnis kann eine mögliche Infektion mit Clostridium difficile nicht ausgeschlossen werden. Dies kann druch die intermitterende Ausscheidung des Erregers verursacht sein Bei entsprechendem klinischem Verdacht wird eine Kontrolluntersuchung und die Bestimmung des GDH-spezifischen Antigens und des Toxins A/B empfohlen

Pilze (Quantitativ):

Candida albicans	$<1 \times 10^3$		$<1 \times 10^3$
Candida species	$<1 \times 10^3$		$<1 \times 10^3$
Geotrichum species	$<1 \times 10^3$		$<1 \times 10^3$
Schimmelpilze	negativ		negativ

Nachweis Verdauungsrände:

Fett i. Stuhl**	5,3 g/100g		< 3,5
Wassergehalt i. Stuhl**	73 g/100g		75 - 85
Eiweiß i. Stuhl**	1,3 g/100g		< 1,0
Stärke i. Stuhl**	9,0 g/100g		9 - 13
Zuckergehalt i. Stuhl**	1,4 g/100g		< 2,5

Malabsorption/Entzündung:

Alpha-1-Antitrypsin i. Stuhl	32,4 mg/dl		< 27,5
Calprotectin i. Stuhl	555,1 mg/kg		< 50

Maldigestion:

Pankreaselastase i. Stuhl	126,6 µg/g		> 200
Gallensäuren i. Stuhl	negativ		negativ

Schleimhautimmunität:

Sekretorisches IgA i. Stuhl	<277.5 µg/ml		510 - 2040

Abb. 5.1 Stuhldiagnostik einer 48-jährigen Patientin. (Aus: Labor Ganzimmun, mit freundlicher Genehmigung)

Diese Auswertung einer Stuhldiagnostik ist ein gutes Beispiel für eine Zerstörung des Gleichgewichtes, einer sog. Dysbiose. Die Patientin kam mit typischen Symptomen, nämlich Völlegefühl, Blähungs- und Verstopfungsneigung zu mir. Diese Symptome sind nicht selten und werden von Ärzten häufig als „Reizdarm" diagnostiziert. Sie werden dann entweder mit Stress erklärt und leider auch nicht selten einfach mit Medikamenten behandelt.

Diese Analyse zeigt eine erhöhte Anzahl an Escherichia-coli-Bakterien und eine verminderte Säuerungsflora. Bei einem verstärkten Nahrungsangebot an Kohlenhydraten werden Gase freigesetzt, was zu den unangenehmen Blähungen führt. Die Patientin bräuchte Probiotika (Milchsäure- und Bifidobakterien sowie Enterokokken), um das Milieu anzusäuern und die E.-coli-Bakterien zu verdrängen.

Die erniedrigte Pankreaselastase spricht dafür, dass die Bauchspeicheldrüse ungenügend arbeitet, im Sinne einer Insuffizienz ihrer Funktion. Es werden nicht ausreichend Enzyme für die Verdauung bereitgestellt. Das wiederum kann ebenfalls zu Völlegefühl oder Luft im Bauch führen.

Zusätzlich zeigten sich Zeichen einer erhöhten Malabsorption, also einer gestörten Aufnahme der aufgespaltenen Nahrung, und einer Entzündung. Der Darm ist ein wichtiges Immunorgan. Das verminderte IgA ist ein Zeichen für einen verminderten Aktivitätsgrad des Immunsystems und kann mit einer erhöhten Infektanfälligkeit einhergehen.

Ich therapierte die Patientin erfolgreich mit Probiotika, ballaststoffreicher Kost, Zink und Glutamin für die Regeneration der Darmzellen, Vitamin C, Vitamin B5 und B6 und Verdauungsenzymen. Trotzdem überwies ich die Patientin aufgrund der erhöhten Entzündungswerte zu einer Darmspiegelung, die ich ohnehin jedem ab 50 Jahren empfehle, bzw. wenn in der Familie Darmkrebs vorgekommen ist, auch früher.

Was kann ich gegen Blähungen tun?

Da Blähungen ein sehr verbreitetes Problem sind, möchte ich hier noch etwas genauer darauf eingehen. In Abschn. 5.3 wurde beschrieben, dass Fäulnisbakterien und die Produktion von Fäulnisgasen für Blähungen verantwortlich sein können. Ein Ausgleich der Dysbiose ist daher unausweichlich.

Gerade bei einer ballaststoffreichen Ernährung kommen Blähungen aber leider recht häufig vor, weil unsere Enzyme die unlöslichen Ballaststoffe nicht abbauen kann. Ballaststoffe sind nun aber sehr wichtig für unseren Körper und man sollte diese deswegen nicht weglassen. Weil sie so wichtig sind, habe ich ihnen auch einen Extraabschnitt (s. Abschn. „ Wie kann ich dem Darm Gutes tun? Was sind Probiotika und Präbiotika?") gewidmet.

Nun aber haben wir ein Problem. Auf der einen Seite sind Ballaststoffe essenziell für uns und auf der anderen Seite können sie zu verstärkten Blähungen führen, die unangenehm sind und teilweise auch schmerzhaft. Deswegen stelle ich Ihnen ein paar Verdauungsenzyme vor, die zu einer Verbesserung des Abbaus von langkettigen Kohlenhydraten und somit zu einer Linderung der Beschwerden führen. Wenn Sie einen Begriff sehen, der auf „-ase" endet, dann handelt es sich dabei um ein Enzym.

Cellulase ist ein Enzym, das Cellulose spalten kann, ein unlöslicher Ballaststoff, der v. a. in den Zellwänden von Pflanzen vorkommt und der zusammen mit Hemicellulose den Hauptbestandteil an unlöslichen Ballaststoffen einnimmt. Cellulasen kommen aber im menschlichen Körper bedauerlicherweise nicht vor und so bearbeiten unsere Darmbakterien die Ballaststoffe. Es entstehen dabei Methan, Wasserstoff und Kohlendioxid. Eine zusätzliche Einnahme von Cellulase und Hemicellulase kann dem Problem entgegenwirken.

Im Gegensatz zu diesen Enzymen kann der Körper die Amylase in der Bauchspeicheldrüse selbst herstellen. Sie gehört zu den zuckerspaltenden Enzymen und hilft daher bei der Verdauung von Stärke. Da sich Amylase auch im Speichel befindet, geht die Spaltung schon beim Kauen los. Deswegen ist ein ruhiges Essen mit langem Kauen auch unbedingt empfehlenswert. Lassen Sie sich beim Essen Zeit und schlingen Sie es nicht hinunter. Im Alter und aufgrund einer schlechten Ernährung kann sich der Amalysegehalt im Körper reduzieren und auch dann entstehen Blähungen, Völlegefühl oder Verstopfung.

Die Galaktosidase spaltet die Galaktose. Das ist der Zucker, der in der Laktose, also dem Milchzucker vorkommt. Auch sie wird in der Bauchspeicheldrüse und im Speichel gebildet. Bei einem Mangel an diesem Enzym kann es ebenfalls zu Beschwerden im Darm kommen. Eine zusätzliche Einnahme dieser Enzyme kann also durchaus helfen, von den lästigen Winden wegzukommen.

Erwähnen möchte ich aber auch noch ein paar Pflanzen, die gegen Blähungen helfen können. Diese sind Fenchel, Kümmel und Anis. Sie gehören allesamt zu den Doldenblütlern. Der Effekt liegt in der Entspannung der glatten Muskulatur in der Darmwand. Das wirkt entkrampfend und die Gase können leichter entweichen. Deswegen werden sie in Kohlsuppen in der Regel auch gleich mit beigemischt.

Was ist die Kolonhydrotherapie?

Die Kolonhydrotherapie ist eine Art der Darmreinigung. Die Wörter „Kolon" und „Hydro" stammen aus dem Griechischen und bedeuten „Dickdarm" und „Wasser". Es handelt sich um eine spezielle Darmspülung.

Im Darm befindet sich eine physiologische Darmflora, die aufgrund von falscher Ernährung, Pilzen, Toxinen oder Medikamenten gestört sein kann. Somit kommt es zu einem Ungleichgewicht zwischen Mensch und Bakterien.

Da der Darm für die Entgiftung eine wesentliche Rolle spielt, können Abfallstoffe nicht ausreichend abgebaut werden und ggf. im Körper kumulieren. Die Folgen können u. a. ein gestörtes Immunsystem, Verlust der Vitalität oder Müdigkeit und Konzentrationsmangel sowie Verstopfung oder Blähungen sein. Auch bestimmte Erkrankungen wie Entzündungen, Infektionen, Hauterkrankungen, Allergien, Migräne oder Bluthochdruck können ihre Ursache darin haben, dass der Darm nicht mehr ausreichend funktioniert.

Mithilfe des eingeführten Wassers können die Schadstoffe oder auch Kotreste im Darm herausgespült und das Gleichgewicht wiederhergestellt werden. Nährstoffe können dann wieder verbessert aufgenommen werden.

Bei der Kolonhydrotherapie liegt der Patient auf dem Rücken. Über ein Schlauchsystem wird im Wechsel warmes (41°C) und kaltes (21°C) Wasser in den Darm gespült. Dadurch wird der Darm angeregt. Durch eine zusätzliche Bauchmassage können festsitzende Kotreste gelöst werden und über das geschlossene System wieder nach außen geleitet werden. Zu Gerüchen kommt es dabei nicht.

Wie kann ich dem Darm Gutes tun? Was sind Probiotika und Präbiotika?

Um das Gleichgewicht der Darmflora zu behalten, können Probiotika eingesetzt werden. Hierbei handelt es sich um Bakterienstämme. Für eine gesunde Darmflora und zur Stimulation des Immunsystems sollten 12–24 Mrd. sog. koloniebildender Einheiten (KBE) eingenommen werden. Besonders geeignet ist das Bifidobacterium longum und die Lactobazillen acidophilus und casei.

Gerade bei einer Therapie mit Antibiotika empfehle ich Milchsäurebakterien einzunehmen, da mit dem Antibiotikum nicht nur die Bakterien im z. B. Hals, sondern auch die guten Darmbakterien abgetötet werden. Wahrscheinlich haben Sie das selber schon mal bemerkt, wenn Sie nach einer Antibiotikatherapie Durchfall bekommen haben.

Auch bei der Reisediarrhö, die häufig in exotischen Ländern durch den Verzehr von kontaminiertem Wasser und Früchten oder Eiswürfeln in Getränken vorkommt, ist es sinnvoll, Probiotika einzunehmen, um die Heilung zu beschleunigen oder sie sogar schon präventiv einzusetzen.

Dann gibt es aber auch noch die sog. Präbiotika: Das sind Lebensmittelbestandteile, die nicht verdaubar sind. Sie sind für den Körper sehr wichtig, weil sie die Aktivität der physiologischen Bakterienarten – besonders der Laktobazillen und der Bifidobakterien – anregen und somit die Gesundheit verbessern können. Dadurch können sie die Zusammensetzung der Darmflora gezielt beeinflussen.

Präbiotika gehören zu den Ballaststoffen, aber nicht alle Ballaststoffe sind auch Präbiotika. Zu ihnen gehören zum Beispiel: Inulin, Lactulose, Lactitol, Raffinose, Stachyose, Fructooligosaccharide (FOS), Galactooligosaccharide (GOS) und humane Milcholigosaccharide (HMOS).

Das sind jetzt natürlich Namen, die man sich nicht alle unbedingt merken muss. Deswegen möchte ich noch ein paar Lebensmittel nennen, in denen größere Mengen davon enthalten sind. Hierzu gehören u. a. Zwiebeln, Brokkoli, Spargel, Artischocken oder Schwarzwurzeln. Neben dem positiven Einfluss auf das bakterielle Gleichgewicht im Darm beseitigen sie auch Verstopfung, reduzieren den pH-

Wert des Darms, regulieren den Cholesterinspiegel, mindern den Appetit, regen das Immunsystem an und das Risiko an Dickdarmkrebs zu erkranken sinkt. Wer möchte, kann Präbiotika auch zusätzlich zu seiner Nahrung als Nahrungsergänzungsmittel einnehmen.

Ballaststoffe allgemein sind für den Darm im Übrigen unendlich wertvoll. Sie regen die Darmtätigkeit an, so dass es zu einer schnelleren Darmentleerung kommt. Dadurch kommt es zu einer kürzeren Kontaktzeit von Schadstoffen mit den Darmzellen, die durch die Ballaststoffe auch gebunden werden, Sie haben eine positive Wirkung auf den Blutzuckerspiegel und sind daher besonders gut für Diabetiker oder um einem Diabetes vorzubeugen. Zu den ballaststoffreichen Lebensmitteln gehören natürlich Gemüse und Obst, aber auch Vollkornprodukte, Nüsse und Samen sowie Hülsenfrüchte wie Bohnen und Linsen.

Mein Geheimtipp hier wäre übrigens die Akazienfaser.

Und wenn wir gerade schon mal dabei sind, was man dem Darm alles Gutes tun kann, möchte ich noch ein paar weitere Stoffe erwähnen. Hierzu gehören Gerstengras, das zahlreiche Vitamine, Mineralien und Spurenelemente, aber auch wichtige Enzyme und Antioxidantien enthält, und die Guave. Sie besitzt antiseptische und entwurmende Fähigkeiten.

Wer viel Zucker und Fertigprodukte zu sich nimmt, tut seinem Darm übrigens gar keinen Gefallen, denn damit werden die weniger guten Bakterien und Pilze im Darm gefördert.

Man sollte auch nicht unbedingt keimfrei leben. Sauberkeit ist natürlich wichtig, aber wer es übertreibt, kann dadurch auch sein Mikrobiom schädigen. Deswegen wird ja auch postuliert, dass man seine Kinder einfach mal im Dreck spielen lassen kann.

Was gibt es für Ernährungslügen?

In der Werbung wird uns weisgemacht, dass bestimmte Joghurts das Darmwohlbefinden und ähnliches verbessern. Genau genommen schaffen das diese Joghurts genauso gut oder schlecht wie jeder andere Joghurt auch. Man sollte auch bedenken, dass in einem Fruchtjoghurt bis zu 6 Würfelzucker stecken. Viele Menschen denken, dass sie sich mit Joghurt etwas Gutes tun, weil er ja so gesund sei. In Wahrheit nimmt man damit sehr viel Zucker zu sich. Das Abnehmen oder Entgiften ist damit sicherlich nicht möglich.

Eier sind ungesund, weil sie viel Cholesterin enthalten, Das wurde mir von meiner Mutter früher immer gesagt und ich habe nur am Sonntag mein geliebtes Ei bekommen. Mittlerweile wurde das glücklicherweise revidiert. Im Gegenteil: Eier sind sehr nahrhaft. Sie sind voll von Proteinen, gesunden Fetten, Vitaminen und Mineralien. Also lieber mal ein paar Eier mehr essen und dafür auf Kohlenhydrate verzichten. Ich liebe Eier und esse wöchentlich mehrere davon.

Dunkles Roggenbrot ist besser als helles Brot? Das ist leider nicht richtig, denn es kann durch die Färbung zusätzliche Zuckerstoffe enthalten.

Sind Saunagänge gesund?

Saunagänge gehören zu den sehr effektiven und auch recht einfachen Methoden zu entgiften. Aufgrund der Wärme und der erhöhten Luftfeuchtigkeit öffnen sich die Poren in der Haut und die Giftstoffe können abgegeben werden. Dabei muss die Temperatur auch nicht 90°C betragen.

Auch sanftes Saunieren mit Temperaturen um 60°C erzielt die erwünschten Entschlackungseffekte.

Wer regelmäßig in die Sauna geht, hat aber nicht nur den Detoxeffekt, sondern stärkt durch das Wechselspiel zwischen den Temperaturextremen auch sein Immunsystem und kann dadurch Erkältungen vorbeugen. Hierfür reicht auch schon ein Saunagang pro Woche über den Zeitraum von 8 Wochen. Wenn es jemanden aber schon erwischt hat und er hustet und schnieft, sollte er die Sauna meiden. Als Therapie ist sie nicht geeignet.

Sinnvoll sind pro Besuch zwei, vielleicht auch drei Saunagänge mit einer Dauer von 8–10 min. Fangen Sie am Anfang erstmal langsam an. Sauna kann, wenn es zu viel ist, für den Körper auch Stress bedeuten. So ist es für Anfänger besser, nicht am Abend den Saunagang einzulegen, da es dadurch zu Schlafstörungen kommen kann.

Wie funktioniert eine Detoxmassage?

Mithilfe einer Detoxmassage wird die Durchblutung verbessert und die Muskulatur entspannt. Die Lymphflüssigkeit ist ein sehr wichtiges Ausscheidungssystem, das durch die Massage ebenfalls aktiviert wird. Schadstoffe, die sich im Körper befinden, können dadurch leichter abtransportiert werden.

Bei der Durchführung gibt es unterschiedliche, teils kräftige Massagetechniken. In der Regel erfolgt die Massage entlang der Meridiane.

Ein Beispiel aus der ayurvedischen Heilkunst ist die Abhyanga-Massage. Das ist Sanskrit (eine altindische Sprache) und bedeutet „liebende Hände". Mit dieser Massage wird nicht nur entgiftet, sondern es werden auch die Selbstheilungskräfte des Körpers aktiviert.

Wird der Körper durch eine normale Ernährung ausreichend mit Vitaminen und Mineralien versorgt?

Es gibt verschiedene Gründe, die dagegensprechen. Zum einen sind die Böden größtenteils ausgelaugt, d. h., dass nicht mehr ausreichend Mineralien in den Böden vorhanden sind, die damit auch nicht in die Pflanzen weitergegeben werden können.

Zum anderen werden z. B. Tomaten und Äpfel aus Südamerika oder Neuseeland unreif geerntet, damit sie auf dem Transportweg nicht überreifen. So werden aus Früchten und Gemüse vermindert Vitamine und Mineralien aufgenommen.

Häufig kommt es durch lange Transportwege oder falsche Lagerung zu einem Abbau der Nährstoffe oder diese werden beim Erhitzen während des Kochens zerstört.

Aufgrund von Verdauungsproblemen können gelegentlich auch die Mineralien über den Darm nur unzureichend aufgenommen werden. Ebenso kann es durch die Interaktion mit Medikamenten zu einer Minderaufnahme kommen. Durch z. B. Sport oder Stress kommt es zu einem erhöhten Verbrauch und daher auch zu einem gesteigerten Bedarf.

Da wir alle Individuen sind, hat jeder von uns auch einen individuellen Bedarf an Vitaminen und Mineralien. Ich empfehle daher, einmal bei einem Arzt über ein Speziallabor die wichtigsten Vitamine und Mineralien im Blut analysieren zu lassen. Das zeigt genau, ob ein Mangel besteht oder nicht.

Es ist übrigens wissenschaftlich für viele Nährstoffe bewiesen, dass sie bei Krankheiten wie Krebs oder Herz-Kreislauf-Erkrankungen vorbeugend oder bei der Heilung unterstützend wirken können.

Sind Algen gesund?

Für asiatische und walisische Feinschmecker sind Algen ein wahrer Genuss. In Asien werden sie als Salat und Suppe gegessen oder zum Einwickeln der Sushi-Röllchen benutzt. Für die Waliser ist das aus Algen hergestellte Laver Bread eine Spezialität.

Der Nährstoffgehalt von Algen ist tatsächlich außergewöhnlich hoch.

Als Beispiel möchte ich hier mal die Spirulina-Alge erwähnen. Dabei handelt es sich um eine 0,3 mm kleine Blaualge, die zu 65 % aus Eiweiß besteht und ausgesprochen reich an Vitaminen, Mineralien und wichtigen Enzymen ist. Es ist das Lebensmittel mit der größten Vielfalt an wirksamen Inhaltsstoffen. Sie hat dadurch eine enorme gesundheitsfördernde Wirkung. Die Autoren um Mishima stellten 1998 sogar fest, dass ein sulfiertes Polysaccharid von Spirulina die Metastasierung von Tumoren hemmt.

Des Weiteren wirkt sie u. a. auch entzündungshemmend und antiallergisch, stärkt das Immunsystem und verbessert die Wundheilung. Da die Spirulina sehr basisch ist, kann sie die Säuren im Körper abpuffern. Falls Sie häufiger Heißhunger haben, sollten Sie auch mehr von der Alge essen. Das Verlangen nach etwas Süßem wird nämlich damit verringert.

Weitere wissenschaftliche Studien zeigten, dass sogar der Blutzuckerspiegel gesenkt wird, was gerade Diabetikern zu Gute kommt. Aufgrund des hohen Anteils an Aminosäuren sind Algen ein wertvolles Nahrungsmittel für Vegetarier und Sportler, die über mehr Energie und Ausdauer berichten.

Wer Algen nicht als Salat oder Suppe zu sich nehmen möchte, dem stehen die Spirulina-Algen auch als natürliches Nahrungsergänzungsmittel zur Verfügung.

Welche Nahrungsmittel darf ich essen und welche sollte ich meiden?

Es gibt einige Lebensmittel, die besonders günstig bei einer Entgiftung sind, und einige, die Sie auf jeden Fall meiden sollen.

Zu den Nahrungsmitteln, die gut für Sie sind, gehören Vollkornprodukte, Fisch, Geflügelfleisch, Obst (besonders Zitronen, Beeren, Birnen und Äpfel), Gemüse (besonders Artischocken, Kohl, Brokkoli oder Spinat), Ingwer, magere Milchprodukte wie Hüttenkäse, Molke oder Magerquark, Hülsenfrüchte wie Erbsen, Bohnen und Linsen, Tofu, Salate oder Algen, wie in der sog. Miso-Suppe, grüner Tee sowie viel Wasser ohne Kohlensäure.

Verzichten sollten Sie auf Schweinefleisch, frittiertes Essen wie Kroketten, Pommes Frites, panierte Schnitzel, jegliche Arten von Weißmehlprodukten, Speisen mit raffiniertem Zucker, fettigen Käse und fettige Milchprodukte wie Sahne oder saure Sahne, Alkohol, Wurst, Tiefkühlspeisen, Fastfood und Koffein.

Was ist Gluten?

Getreide enthält das Klebereiweiß Gluten. Gluten im Mehl garantiert gute Backeigenschaften, kann aber den Darm quasi zukleistern, sodass eine normale Aufnahme an Nährstoffen nicht mehr möglich ist. Es kommt nicht nur in Weizen, sondern auch in Roggen, Gerste und Hafer vor.

Aufgrund seiner Fähigkeit, die Produkte zu stabilisieren, wird es mittlerweile auch in Saucen, Puddings, Wurst oder Fertigprodukten gefunden.

Nun ist es leider so, dass einige Menschen das nicht so gut vertragen. Sie leiden dann unter Verdauungsbeschwerden,

Gelenkbeschwerden, Hauterscheinungen, Migräne, aber auch Übergewicht.

Das Hauptproblem beim Gluten stellen die sog. Gliadine dar. Dabei handelt es sich um eine Eiweißkomponente, die aufgrund ihrer sog. Prolinreste resistent gegenüber den Enzymen in unserem Verdauungstrakt sind und deswegen von diesen nicht gespalten werden können. Hat man eine genetische Veranlagung, können sie im Dünndarm zu Beschwerden führen. Nun können wir hier drei verschiedene Krankheitsbilder unterscheiden, die unterschiedlich diagnostiziert werden.

Die Schwerwiegendste ist die Zöliakie. Hierbei werden durch den Kontakt mit Gluten Antikörper gebildet, die die Schleimhaut des Darms angreifen und sogar zerstören können. Sie tritt bei ca. 1 % der westlichen Bevölkerung auf und ist damit die häufigste entzündliche Erkrankung des Dünndarms. Wird eine Zöliakie mithilfe einer Gliadin- oder Transglutaminase-Antikörperbestimmung im Blut oder Stuhl durch ein Labor oder durch eine Biopsie der Darmschleimhaut diagnostiziert, muss eine lebenslange, glutenfreie Diät eingehalten werden.

Die Glutenunverträglichkeit ist eine abgeschwächte Form, bei der die Beschwerden in der Regel nicht so stark sind wie bei der Zöliakie, da es zu keiner entzündlichen Veränderung des Dünndarms kommt. Es werden auch keine Gliadin- oder Transglutaminase-Antikörper zu finden sein. Hinweise kann eine Antikörperbestimmung (IgG) gegen Weizen geben. Eine genaue Diagnose lässt sich aber nicht hundertprozentig dadurch herausfinden. Hierfür muss man am besten Gluten von seinem Speiseplan streichen und schauen, ob es besser wird. Da die Diagnose erschwert ist, kann man nicht leicht bestimmen, wie viele Menschen tatsächlich an einer Glutenunverträglichkeit leiden. Aufgrund einer Umfrage, die in Großbritannien durchgeführt wurde, liegt die Rate bei ca. 13 %.

Diese Patienten leiden häufig an Symptomen wie Blähungen, Bauchschmerzen, Durchfall oder Verstopfung, aber auch an Beschwerden, die gar nichts mit dem Darm zu tun haben, wie Kopf- oder Gelenkschmerzen, Müdigkeit und Stimmungsschwankungen. Oft merken sie eine Besserung ihrer Beschwerden, wenn sie auf glutenhaltige Produkte verzichten. Im Gegensatz zur Zöliakie kann das aber zeitlich begrenzt sein, wobei ich der Meinung bin, wenn man einmal ausgemacht hat, woher die Beschwerden kommen, muss man sich dem nicht unbedingt wieder stellen. Es gibt ja Alternativen zu Getreide. Hierzu gehören:

- Amaranth,
- Kastanie,
- Soja,
- Mais,
- Hirse,
- Kartoffeln,
- Reis/Wildreis,
- Quinoa.

Hafer und Buchweizen sind unbedenklich bei einer Glutenunverträglichkeit, sind allerdings bei einer Zöliakie verboten. Außerdem gibt es mittlerweile auch in normalen Supermärkten und nicht nur im Reformhaus diverse glutenfreie Lebensmittel. Dafür müssen Sie auf der Verpackung nach einer durchgestrichenen Ähre suchen.

Eine Weizenallergie kommt bei Kindern vor, ist bei Erwachsenen aber eher selten. Sie führt zu Atemwegs- oder Hautreaktionen.

Neben einer glutenfreien Diät gibt es aber noch eine weitere Therapiemöglichkeit. Forscher haben 2015 herausgefunden, dass ein Enzym aus dem Lebensmittelpilz Aspergillus niger, nämlich die Aspergillus-niger-Prolyl-Endopeptidase, kurz AN-PEP, die Prolinenden des

Gliadins abschneiden kann. Es wird dadurch in kleinere Fragmente abgebaut und die Beschwerden, die ansonsten auftreten können, werden deutlich gelindert. Das wäre z. B. eine Möglichkeit, wenn man auf Reisen ist oder im Restaurant und nicht genau weiß, ob Gluten in der Nahrung vorhanden ist.

Helfen Säure-Basen-Infusionen bei Übersäuerung?

In Abschn. 5.1 wurde bereits auf die Übersäuerung des Körpers eingegangen. Leider kann eine Übersäuerung des Körpers zu vielen Beschwerden führen, die vielleicht auf den ersten Blick gar nicht mit in einer Übersäuerung in Verbindung gebracht werden. Hierzu gehören z. B. ein allgemeines Unwohlsein, Muskelkrämpfe bis hin zu Muskelschmerzen, Müdigkeit, Infektanfälligkeit, Kopfschmerzen und Sodbrennen.

Wie könnte nun aber eine Therapie der Übersäuerung aussehen? Als erstes muss man natürlich sagen, dass man am besten weniger Säure aufnimmt und mehr von dem Gegenspieler, den Basen zu sich nehmen sollte. Das wäre Gemüse. Bewegung ist wie angesprochen wichtig, aber es gibt noch weitere Möglichkeiten, nämlich die Einnahme von Basenkapseln oder Basenpulver.

Sehr effektiv bei Übersäuerung ist eine Infusionstherapie mit Natriumbicarbonat, die ich gerne zusammen mit Procain, einem aus der Neuraltherapie bekannten Lokalanästhetikum, verabreiche. Als Kombinationstherapie beschleunigt sie nicht nur die Entsäuerung, sondern fördert auch die Durchblutung und wirkt entzündungshemmend. Außerdem reduziert sie Schmerzen und hat eine entspannende Wirkung auf das Nervensystem.

Interessant ist auch der therapiebegleitende Ansatz bei Krebspatienten. Das Stoffwechselprodukt Paraaminobenzoesäure wirkt nämlich hemmend auf das Wachstum von einigen Krebszellen und erhöht durch eine Aktivierung des Zellstoffwechsels die Wirkung einer Chemotherapie. Eine zusätzliche Infusion hochdosiert mit Vitamin C wäre ebenfalls ratsam.

Das bedeutet nicht, dass ich so eine Therapie als Ersatz für andere Krebstherapien anpreisen möchte. Es ist aber eine Möglichkeit, die selbstständigen Heilprozesse des Körpers zu aktivieren und dem Patienten zu mehr Lebensqualität zu verhelfen. In der Regel macht man 10 Infusionen 2- bis 3-mal pro Woche. Die Dauer liegt bei 30–60 min.

Können Krankheiten durch Schwermetalle im Körper ausgelöst werden?

Schwermetalle im Körper können eine Reihe von Beschwerden auslösen, die auf den ersten Blick gar nicht mit diesen in Verbindung gebracht werden. Zumindest nicht von jemandem, der sich nicht so gut damit auskennt. Zu diesen Beschwerden können z. B. auch Müdigkeit, Schlafstörungen, Kopfschmerzen oder eine Infekt- und Allergieneigung gehören.

Wir sind alle mal mehr und mal weniger verschiedenen Schwermetallen ausgesetzt, die durch Einlagerungen unseren Körper schwächen können. So können sie sich z. B. in Böden, Gewässern, Tieren und Pflanzen anreichern und dann über die Nahrung aufgenommen werden. Durch die Industrie gelangen sie dorthin, aber auch Rohrleitungen können uns mit Blei oder Kupfer belasten. In glyphosathaltigen Pestiziden konnten Arsen, Kobalt, Nickel und Blei nachgewiesen werden. Auch Fische können einen recht hohen

Anteil an Quecksilber aufweisen, was besonders bedauerlich ist, da diese uns die wichtigen Omega-3-Fettsäuren bringen.

Zu den Arten, die einen recht hohen Anteil an Quecksilber haben können, gehören: Haifisch, Buttermakrele, Aal, Steinbeißer, Schwertfisch, weißer Heilbutt, Hecht, Seeteufel und Thunfisch. Aber es gibt glücklicherweise noch andere Fischarten, die man essen kann und auch soll, denn Fisch ist grundsätzlich sehr gesund.

Eine weitere große Quecksilberquelle sind zudem auch die Amalgamfüllungen, die leider noch immer recht weit verbreitet sind. Hierfür empfehle ich dringend, eine Zahnsanierung zu überdenken.

Die Tabakpflanze extrahiert übrigens die Schwermetalle aus den Böden und befördert sie über das Rauchen in den Körper. Bei Rauchern ist häufig der Cadmiumgehalt erhöht, was zu einer Arteriosklerose führen kann. Schwermetalle schädigen die Zelle bis hin zum Zelltod.

Manche Dinge können wir selbst beeinflussen, andere nicht so sehr. Was wir aber tun können, ist auf bestem Wege versuchen, diese belastenden Stoffe wieder loszuwerden.

Mikroalgen wie Spirulina und Chlorella, Zeolith oder auch Bärlauch können Schwermetalle binden und ausscheiden. Die Algen gibt es als Kapseln zu kaufen. Sie riechen zwar nicht besonders gut, aber was will man bei Algen auch anderes erwarten. Man muss ja nicht drauf rumkauen, sondern einfach schlucken.

Eine effektivere Methode zur Ausleitung ist allerdings die Chelat-Therapie.

Hierfür wird über eine Infusion dem Körper ein Chelat zugeführt. Ein Chelat ist ein sog. Schwermetallbinder. Er bindet die Metalle auch im Gewebe und nicht nur diejenigen, die sich frei im Blut befinden. Und er bildet einen Komplex, der dann über die Nieren ausgeschieden wird. Hierfür ist es natürlich wichtig, dass die Nieren gut funktionieren.

Für die Diagnostik empfehle ich eine Urinanalyse vor und nach der Infusion. Dann kann man genau sehen, wieviel von den verschiedenen Schwermetallen vorher vorhanden sind und wieviel durch die Therapie ausgeschieden wurden. Es ist also quasi Diagnostik und Therapie in einem und wesentlich sinnvoller als eine Blutuntersuchung, da man hiermit nur die Schwermetalle erwischt, die frei im Blut sind, und nicht die, die sich bereits abgelagert haben.

Was ist Zeolith?

Zeolith ist ein Vulkanmineral. Es ist also natürlichen Ursprungs, Es setzt sich aus den beiden griechischen Wörtern „Zeo" (Knochen) und „Litos" (Stein) zusammen. Zeolith hat die Eigenschaft, Ionen auszutauschen und Stoffe zu adsorbieren. Das dürfen Sie nicht mit der Absorption verwechseln, denn bei jenem chemischen Vorgang werden die Stoffe an der Oberfläche gebunden und dringen nicht ein.

Da der Stoff nicht vom Darm resorbiert wird, können Umweltschadstoffe aufgenommen werden und schließlich ausgeschieden werden. Eine Studie zeigte 2009, dass die Konzentration von u. a. Quecksilber, Arsen, Aluminium, Cadmium oder Blei im Urin durchschnittlich vier Mal höher war als vorher, wohingegen die Studienteilnehmer, die ein Placebo erhielten, in der Ausscheidung konstant blieben. Der Körper kann sich durch Zeolith nicht nur von Schwermetallen befreien, auch Mykotoxine, also Gifte aus Schimmelpilzen, können dadurch bekämpft werden. Positiv zu bewerten ist, dass Substanzen wie Vitamine, Aminosäuren oder für den Körper wichtige Mineralien wie Kalzium, Magnesium, Kalium oder ähnliches davon nicht betroffen sind.

Viele Menschen leiden unter Sodbrennen. Es ist eine der häufigsten gastrointestinalen Krankheitsbilder. Therapeutisch werden häufig sog. Protonenpumpeninhibitoren verschrieben. Oft bei einer Behandlung mit nichtsteroidalen Antirheumatika wie Ibuprofen oder Diclofenac. Sicherlich haben diese Medikamente auch ihre Berechtigung. Ich habe aber etwas gesucht, das die Beschwerden lindert, ohne mit den Nebenwirkungen von Omeprazol oder Pantoprazol kämpfen zu müssen.

Hierzu gehört z. B. die Osteoporose, da die Protonenpumpeninhibitoren den Knochenstoffwechsel auf Dauer beeinflussen können. Auch auf die Lunge können sie negative Auswirkungen haben. Zwei Studien und die positiven Rückmeldungen bei meinen Patienten haben mich dazu bestärkt, häufiger auf die natürliche Variante zurückzugreifen. Die Säurelast wird nämlich durch die Adsorption von H^+-Ionen und Pepsin nachweislich verringert und die Beschwerden deutlich gebessert.

Qualitativ gibt es bei solchen Produkten gehörige Unterschiede. Teilweise können sie selber mit Schwermetallen belastet sein. Beim Kauf sollten Sie darauf achten, dass das Produkt die europaweite Zulassung als MP-Klasse IIa hat. Es sollte zu einer Mahlzeit eingenommen werden, allerdings nicht zeitglich mit Alkohol, Kaffee oder Getränken, die viel Säure enthalten, also z. B. Orangen- oder Ananassaft.

Kann man einem Kater vorbeugen oder was kann man tun, wenn man einen Kater hat?

Ein Kater nach übermäßigem Alkoholgenuss kann sehr unangenehm sein. Kopfschmerzen, Übelkeit und Erbrechen sind die Folgen. Er wird auch als Veisalgia bezeichnet.

Genau genommen können wir uns aber glücklich schätzen, dass es ihn gibt. Warum das denn werden Sie jetzt sicher fragen. Der Körper zeigt uns damit, dass etwas nicht stimmt. Es ist quasi eine vom Körper ausgehende Schutzfunktion. Aber was stimmt mit dem Körper nicht?

Durch den Alkohol wird ein Hormon, das antidiuretische Hormon (ADH) gehemmt. Dieses Hormon bewirkt normalerweise, dass der Mensch nicht so häufig pinkeln muss. Wenn dieses Hormon aber gehemmt wird, müssen wir ständig Wasser lassen. Und das kennen wir doch alle: wenn wir Alkohol trinken, haben wir immer wieder Harndrang. Denken Sie nur an die langen Schlangen vor den Toiletten in einem Oktoberfestzelt. Durch dieses ständige Wasserlassen verliert der Körper eine enorme Menge an Flüssigkeit. Das ist auch die Hauptursache für einen Kater.

Empfehlenswert ist daher, während des Alkoholkonsums mit jedem Getränk auch ein Glas möglichst natriumreiches Mineralwasser zu sich zu nehmen.

Wir verlieren aber nicht nur Flüssigkeit, sondern auch wichtige Vitamine und Mineralien. Der Salzverlust kann am nächsten Tag durch saure Gurken oder einen Rollmops, der Vitamin-C-Verlust durch einen frisch gepressten Orangensaft oder einen Apfel teilweise ausgeglichen werden.

Eine wichtige Rolle bei der Leberentgiftung spielt das Spurenelement Zink. Es ist daher sinnvoll, bereits vor dem Trinken eine ausreichende Menge an Zink zu sich zu nehmen. Nehmen Sie also am besten auch schon ein paar Tage vor einem größeren Fest 15–30 mg Zink täglich zu sich. Auch Magnesium kann Kopfschmerzen verbessern. Es wird auch in der Migränetherapie angewendet. Hier empfehle ich, Magnesium vor dem Schlafengehen und am nächsten Morgen einzunehmen.

Auch B-Vitamine fördern den Alkoholabbau. Hierfür kann man entweder viele Nüsse essen oder man greift auch hier zu einem B-Komplexpräparat.

Artischocken helfen übrigens auch sehr gut bei der Entgiftung der Leber. Wenn Sie am Abend vorher eine fettreiche Kost zu sich nehmen, bedeutet das für den Magen eine gute Grundlage und die Aufnahme des Alkohols wird verzögert.

Verzichten sollte man auf dunkle Alkoholika. Die haben eine schlimmere Wirkung als klare. Es ist wissenschaftlich erwiesen, dass Brandy, Whiskey oder Rum eine stärkere Wirkung haben als Gin oder Wodka. Ebenso ist es nicht zu empfehlen, den Alkohol mit zuckerhaltigen Getränken zu kombinieren, da dadurch der Alkohol schneller in das Blut gelangt. Deswegen sollten Sie am nächsten Tag auf Ihr Marmeladenbrötchen verzichten. Das verschlimmert den Kater eher noch.

Das bei uns als Schleimlöser bei Husten bekannte N-Acetylcystein (NAC oder ACC) hilft zusätzlich, den Abbau des Alkohols in der Leber zu beschleunigen.

Wer es trotz dieser Tipps dennoch geschafft hat, einen Kater zu bekommen, dem steht auch noch ein Anti-Kater-Cocktail als Infusion zur Verfügung. Dieser Cocktail besteht aus einer Kochsalzlösung und beinhaltet neben den wichtigsten Vitaminen, Mineralien, Spurenelementen und ACC/NAC auch ein Schmerzmittel und ein Mittel gegen Übelkeit. Dieser Cocktail kann natürlich nur durch einen Arzt verabreicht werden.

Der altbekannte Spruch „Bier auf Wein, das lass sein„ ist übrigens ein Ernährungsmärchen und entbehrt jeder Grundlage.

Generell möchte ich betonen, dass ein übermäßiger und exzessiver Alkoholkonsum natürlich nicht zu empfehlen ist.

Kann es sein, dass ich eine Histaminintoleranz habe?

Histamin ist ein biogenes Amin, das von den Mastzellen im Körper gebildet, dort gespeichert und bei bestimmten Stimulationen freigesetzt wird. Am einfachsten lässt sich das anhand eines Mückenstichs erklären. Wenn die Insekten einen pieksen, treten an dieser Stelle eine Rötung, Schwellung und ein Juckreiz auf.

Bei einer Allergie kommt es zu einer übermäßigen Histaminausschüttung mit großen Quaddeln oder den Symptomen, wie wir sie beim Heuschnupfen kennen. Hierfür helfen spezielle Antihistaminika, die die Histaminrezeptoren im Körper blocken und die Auswirkungen der Allergene reduzieren. Histamin reguliert aber auch den Schlaf-Wach-Rhythmus, die Herz-Kreislauf-Funktion und steuert die Magensäure- und Östrogenproduktion.

Eine Histaminintoleranz hingegen ist anders als eine Allergie. Sie beruht darauf, dass wir Histamin auch über die Nahrung zu uns nehmen können und es nicht richtig abgebaut werden kann. Für den Abbau ist ein Enzym verantwortlich, das sich Diaminoxidase, kurz DAO, nennt. Wenn also entweder zu wenig von diesem Enzym vorhanden ist oder zu viel Histamin mit dem Essen zugeführt wird, entsteht ein Missverhältnis und es entwickelt sich eine Unverträglichkeit.

Zu den histaminreichen Nahrungsmitteln gehören Sekt, Rotwein, lang gereifter Käse, gepökeltes Fleisch, geräucherter Fisch, Meeresfrüchte, Schokolade, Sauerkraut, Tomaten, Zitrusfrüchte, Erdbeeren, Energydrinks und viele mehr.

Ich hatte mal eine Patientin, die nach Partys regelmäßig stark aufgequollene Augen hatte. Zudem klagte sie über Kopf- und Bauchschmerzen. Alle hatten immer gedacht, dass sie sich auf der Feier total zugeschüttet hatte, und eigentlich war es eine Histaminintoleranz.

Als dritte Quelle möchte ich aber auch die Darmbakterien nicht unerwähnt lassen. Es können sich im Darm bei einer Dysbiose, also einem Ungleichgewicht der Darmflora, auch vermehrt Bakterien ansiedeln, die selbst übermäßig Histamin zusätzlich produzieren.

Eine Histaminintoleranz lässt sich im Labor diagnostizieren. Zum einen kann das Histamin und seine Abbauprodukte im Urin gemessen werden, aber auch die Menge im Blut und die Darmflora lassen sich gut bestimmen.

Die Aktivität der DAO wird übrigens durch eine Reihe von Medikamenten und auch durch Alkohol reduziert. Zudem benötigt das Enzym Kofaktoren, um seine volle Wirkung entfalten zu können. Zu diesen Helfern gehören Zink, Kupfer und Vitamin B6.

Wird nun eine Histaminintoleranz diagnostiziert, geht man therapeutisch folgendermaßen vor: Zum einen sollte man die Zufuhr von histaminhaltigen Lebensmitteln reduzieren. Zum anderen sollte die Darmflora wieder ins Gleichgewicht gebracht werden, ausreichend Kofaktoren zugeführt werden und zu guter Letzt kann man die Diaminoxidase vor den Mahlzeiten als Kapsel einnehmen.

Wie viele Tassen Kaffee darf ich trinken?

Hierzu möchte ich erstmal erklären, wie Koffein überhaupt wirkt. Es gelangt, nachdem wir es konsumiert haben, nach ca. 40 min ins Blut und kann dann die Blut-Hirn-Schranke passieren, gelangt somit also schnell in das Gehirn.

Koffein ist dem sog. Adenosin im Körper strukturell sehr ähnlich. Adenosin wiederum signalisiert dem Körper

Müdigkeit. Wenn nun Koffein die Rezeptoren blockiert und Adenosin dort nicht mehr andocken kann, wird dem Gehirn nicht mehr aufgezeigt, dass man müde ist.

Nach dem Trinken von Koffein kommt es zu einer Steigerung des Blutdrucks und zu einer Erhöhung der Herzfrequenz, Das Gehirn kann Informationen besser speichern und die Muskeln werden leistungsfähiger, weil sich die Blutgefäße erweitern und die Organe dadurch besser mit Sauerstoff versorgt werden können. Außerdem hat es eine schmerzlindernde Wirkung. Es hilft daher z. B. auch bei Kopfschmerzen.

Zu spät abends sollte man Koffein nicht mehr zu sich nehmen, weil es bekanntlich auch eine schlafverzögernde Wirkung hat. Die ist allerdings bei jedem Menschen unterschiedlich stark ausgeprägt. Wenn man Koffein stärker gewohnt ist, entwickelt man eine gewisse Toleranz.

Die Europäische Behörde für Lebensmittelsicherheit (EFSA) hält für gesunde Erwachsene bis zu 200 mg Koffein als Einzeldosis für unbedenklich. Über den Tag sollten es nicht mehr als 400 mg sein. Wenn man bedenkt, dass in einer Tasse Filterkaffee von 250 ml ca. 90 mg Koffein enthalten sind, entspricht das dann ungefähr 4-5 Tassen Filterkaffee.

Schwangere und Stillende dürfen entgegen der weitläufigen Meinung auch Koffein zu sich nehmen, allerdings nur die Hälfte. Über den Tag verteilt also maximal 200 mg Koffein.

Wenn man mehr Koffein zu sich nimmt, kann es zu negativen Erscheinungen kommen. Hierzu gehören: Schlafstörungen, Kopfschmerzen, Magen-Darm-Beschwerden, Angstzustände, Verwirrung bis hin zum Tod. Die Auswirkungen auf den Körper sind natürlich individuell unterschiedlich.

Selbstverständlich gibt es auch andere Getränke, die Koffein enthalten. Zum Beispiel grüner oder schwarzer Tee, Cola oder Energydrinks. Mittlerweile gibt es sogar ein Mineralwasser, das mit Koffein angereichert ist.

Der Vorteil von Kaffee ist, dass in ihm auch Antioxidantien enthalten sind, die freie Radikale binden, außerdem wirkt Koffein aus Kaffee im Körper schneller. In Tee oder Guarana z. B. ist der Wachmacher an Gerbstoffe gebunden und wird daher langsamer aufgenommen, was natürlich auch von Vorteil sein kann, denn auf diese Weise wirkt das Koffein länger.

Sogenannte Energydrinks kann ich nicht empfehlen. Die Wirkung setzt zwar schneller ein, ist aber auch schnell wieder verflogen. Außerdem ist in Energydrinks zusätzlich eine Menge Zucker drin, nämlich bis zu 9 Würfelzucker. In einem Energydrink von 250 ml sind übrigens ca. 80 mg Koffein enthalten.

Kaffee entwässert übrigens nicht, wie manche Menschen vermuten, hat aber eine kurzfristige harntreibende Wirkung.

Was kann ich gegen Mundgeruch tun?

Der sog. Foetor ex ore entsteht durch anaerobe Bakterien im Mundraum. Das sind Bakterien, die keinen Sauerstoff benötigen. Wir haben alle diese Bakterien in uns, sie sollten aber nicht die Oberhand gewinnen. Daher riecht auch der eine mehr und der andere weniger aus dem Mund.

Ein entscheidender Punkt, den Sie sicherlich bereits kennen, ist eine gute Mundhygiene mit Zähneputzen, Reinigen der Zahnzwischenräume und der Zunge.

Verstärkt werden kann Mundgeruch durch eine unzureichende Speichelproduktion. Das geschieht zum Beispiel in der Nacht. Daher ist der schlechte Atem morgens eher stärker. Abhilfe können da auch speichelanregende Kaugummis schaffen. Auf Alkohol, Nikotin und Kaffee als Auslöser, die allesamt das Wachstum der Anaerobier fördern, genauso wie bestimmte Nahrungsmittel wie z. B. Knoblauch, möchte ich nicht näher eingehen.

Weniger bekannt ist, dass eine Dysbiose des Darms auch für Mundgeruch ursächlich sein kann. Ein Ausgleich dieser bakteriellen Fehlbesiedlung sollte deswegen auf jeden Fall auch in Angriff genommen werden. Den Darm habe ich in Abschn. „ Wie kann ich dem Darm Gutes tun? Was sind Probiotika und Präbiotika?" bereits genau beschrieben.

Ich möchte Ihnen noch eine weitere Methode vorstellen, die die meisten von Ihnen wahrscheinlich nicht kennen und das ist das Ölziehen. Beim Ölziehen handelt es sich um eine traditionelle ayurvedische Heilmethode, die bei Mundgeruch zusätzlich zur normalen Mundhygiene durchgeführt werden kann. Reine Öle, z. B. Sonnenblumenöl, Olivenöl oder Sesamöl, haben einen antibakteriellen Effekt und wirken auch gegen Pilze. Indische Wissenschaftler fanden in einer Studie von 2009 heraus, dass das Bakterium Streptococcus mutans durch Ölziehen reduziert wurde. Gleichzeitig wurde auch die Entstehung von Karies, Zahnbelag und Zahnfleischentzündungen reduziert. In einer weiteren Studie konnten diese Wissenschaftler 2011 nachweisen, dass das Ölziehen den Mundgeruch bei Patienten auf die gleiche Weise minderte wie das häufig in Mundspülungen vorkommende Chlorhexidin. Mit dem Vorteil, dass es beim Öl nicht zu einer Verfärbung der Zähne kommt, wie es beim Chlorhexidin auftreten kann.

Außerdem werden durch das Ölziehen Enzyme aktiviert, die Gifte aus dem Blut holen. Und es hilft nebenbei auch noch gegen trockene Lippen.

Da die Mundhöhle für schädliche Erreger eine erste Eintrittspforte darstellt, können diese auch den gesamten Körper beeinflussen, wenn es dort zu Entzündungen kommt – z. B. Kopfschmerzen.

Suchen Sie sich aus der Küche doch mal das Sonnenblumenöl heraus, nehmen davon 1–2 Teelöffel und ziehen das nach dem Zähneputzen ca. 10 min durch die Zahnzwischenräume. Für diejenigen, die es etwas „professioneller" machen möchten, gibt es mittlerweile auch fertige Ölmischungen zu kaufen, die noch mit zusätzlichen Stoffen gemischt sind.

Beispiele für diese Stoffe sind Thymian (Thymol), das antioxidativ wirkt, Salbei (Kampfer), das gegen Bakterien und Pilze wirkungsvoll ist, Nelkenöl (Eugenol) wirkt zusätzlich antiviral, Teebaumöl hemmt die Bakterien Porphyromonas gingivalis und Porphyromonas endodontalis, die Mundgeruch verstärken können, und den Pilz Candida albicans sowie das Herpesvirus.

Sollten Sie einen süßlichen Atem haben oder nach Ammoniak riechen, sollten Sie auf jeden Fall einen Arzt aufsuchen. Hierdurch können sich Diabetes oder Nierenerkrankungen erkennbar machen.

Gibt es eine Anti-Aging-Infusion?

Ja, die gibt es tatsächlich. Sie wird auch als Cell-Rejunventation-Therapie, kurz CRT, bezeichnet. Es ist also eine Verjüngungskur für die Zellen.

Je älter wir werden, desto älter werden natürlich auch unsere Zellen. Eine ungesunde Ernährung, Stress, Medikamente und Umweltgifte verstärken diese Alterung, die mit einer Verminderung der Membranflexibilität und einer Reduktion der Enzymtätigkeit einhergeht. Dadurch kommt es zu einer Verlangsamung der Informationsverbreitung zwischen den Zellen und daraus resultiert, dass die Organe nicht mehr optimal funktionieren.

Eine Infusionskur mit Lecithin, also mehrfach ungesättigtem Phosphatidylcholin, kann diesem Prozess entgegenwirken. Die PPCs werden aus der Sojabohne gewonnen und bewirken eine Regeneration der Zellwände. Die Membranen werden wieder flexibler und die Zellen können Nährstoffe auch besser aufnehmen.

Studien haben gezeigt, dass die Lebensfähigkeit der Zellen dadurch erhöht wird. Deswegen hat diese Infusionstherapie auch eine Berechtigung bei einer Vielzahl von Erkrankungen. Hierzu gehört z. B. die Arteriosklerose, bei der die Gefäße ihre Elastizität verlieren und der Durchmesser sich vermindert, so auch bei der koronaren Herzkrankheit. Weiter dient sie als Leberschutz und hilft gegen Entzündungsprozesse im Körper, wie Rheuma oder Darmentzündungen, kann positive Auswirkungen bei Hauterkrankungen zeigen und unterstützt das Gehirn bei neurologischen Erkrankungen wie der Alzheimer-Demenz. Sie kann also die Merk- und Konzentrationsfähigkeit verbessern.

Allgemein kann man auch sagen, dass sie den Körper bei Entgiftungsprozessen unterstützt und ihn vor freien Radikalen schützt.

Es handelt sich um eine sehr wirkungsvolle Zelltherapie mit den geringsten Nebenwirkungen im Vergleich zu anderen zelltherapeutischen Maßnahmen

Optimalerweise führt man diese Infusionen mit Lecithin 10-mal durch. Entweder täglich oder mit einem kleinen Abstand 2- bis 3-mal pro Woche. Die Dauer liegt bei ca. 30-60 min.

6

Immunsystem – Das Wichtigste zur Stärkung des Immunsystems

„Gesundheit ist nicht alles. Aber ohne Gesundheit ist alles nichts." (Arthur Schopenhauer)

Wie funktioniert das Immunsystem?

Unser Immunsystem soll uns vor Keimen wie Bakterien, Viren, Pilzen oder Parasiten schützen. Diesen Pathogenen sind wir ständig ausgesetzt und benötigen daher einen solchen Schutzmechanismus, der rund um die Uhr arbeitet, damit wir nicht krank werden.

Das Immunsystem wird in das angeborene und das erworbene Immunsystem unterteilt. Schon von Geburt an helfen uns die weißen Blutkörperchen (Leukozyten), die auch als Gesundheitspolizei bezeichnet werden, Erreger zu bekämpfen. Zu dieser Armee gehören z. B. die Makrophagen. Das sind Fresszellen, die die Eindringlinge einfach auffuttern, aber auch Granulozyten, dendritische Zellen, Monozyten, Mastzellen und natürliche Killerzellen. Es sind allesamt Zellen und daher wird dieser Bereich auch als zelluläre Immunabwehr bezeichnet.

Ebenfalls zum angeborenen Teil gehört eine Substanz, die Lysozym genannt wird. Sie befindet sich in fast

© Der/die Autor(en), exklusiv lizenziert durch Springer-Verlag GmbH, DE, ein Teil von Springer Nature 2021
D. Harbs, *Immun, fit und gesund – ohne Medikamente*,
https://doi.org/10.1007/978-3-662-62751-8_6

allen Körperflüssigkeiten und hat die Eigenschaft, dass sie die Zellwände der Bakterien auflöst, wodurch diese abgetötet werden.

Zuletzt gehört auch noch das Komplementsystem zur angeborenen Immunabwehr. Hierbei handelt es sich um ca. 30 Plasmaproteine. Durch die Aktivierung des Komplementsystems werden Erreger markiert, damit die Fresszellen sie besser erkennen können, Fremdkörper lysiert, also aufgelöst, und durch die Bildung von sog. Anaphylotoxinen eine Entzündung ausgelöst, damit körperfremde Zellen besser über den Blutkreislauf abtransportiert werden können oder die Immunzellen zum Ort des Geschehens wandern können.

Eine Entzündung wird zumeist negativ wahrgenommen. Tatsächlich ist sie aber Teil der Immunreaktion und vom Körper auch so gewollt.

Falls das Ausschalten der Pathogene durch das angeborene Immunsystem nicht ausreichend funktioniert, haben wir zum Glück noch das erworbene Immunsystem. Diese spezifische Immunabwehr beinhaltet die sog. B-Lymphozyten und T-Lymphozyten. Die B-Lymphozyten werden im Knochenmark gebildet und sammeln sich in der Milz und in den Lymphknoten, wo sie die Antikörper gegen die Antigene der Erreger bilden. Es gibt fünf verschiedene Arten von Antikörpern (Immunglobuline): IgG, IgA, IgM, IgD und IgE. Unterstützt werden die B-Lymphozyten von den T-Zellen, die im Thymus produziert werden.

Das Großartige bei dieser Art der Immunabwehr ist, dass sie sich die Eindringlinge merken können und beim nächsten Mal, wenn sie im Körper auftauchen, sofort zuschlagen können. Das erworbene Immunsystem ist quasi ein immunologisches Gedächtnis.

Antibiotika ja oder nein?

Die Frage nach Antibiotika wird mir in der Praxis sehr häufig gestellt. Viele Patienten glauben, dass sie einen Infekt oder Fieber nur mit Antibiotika bekämpfen können.

Hiervor muss ich ganz eindringlich warnen. Antibiotika helfen nur bei bakteriellen Entzündungen, nicht aber bei Viren. Wenn man als Arzt leichtfertig Antibiotika verschreibt, hilft das häufig gar nicht. Schlimmer noch, die Antibiotika greifen auch die „guten" Bakterien im Darm an. Deswegen bin ich bei der Verschreibung von Antibiotika eher zurückhaltend. Manchmal kommt man nicht darum herum und muss ein Antibiotikum einnehmen.

Wenn das der Fall ist, empfehle ich grundsätzlich parallel zur antibiotischen Therapie auch Probiotika, die die Patienten von Beginn an begleitend einnehmen sollen. Hierzu gibt es von den Experten sehr unterschiedliche Empfehlungen. Einige sagen, dass es nichts bringt, da die schützenden Bakterien ohnehin von den Antibiotika abgetötet werden, und empfehlen die Einnahme daher erst nach Beendigung der Therapie. Andere sagen, dass man in der Mitte der antibiotischen Therapie damit starten soll. Ich gehöre zu denjenigen, die der Meinung sind, dass man so früh wie möglich damit anfangen sollte. Schließlich nimmt man Milliarden an Bakterienkulturen zu sich, die offensichtlich nicht alle mithilfe von Antibiotika abgetötet werden können.

Wie dem auch sei – man kann damit das Risiko der antibiotikaassoziierten Durchfälle deutlich reduzieren. Übrigens, letztens hatte ich wieder jemanden vor mir, der gerne ein „Antibiotika" wollte. Antibiotika ist die Mehrzahl, in der Einzahl heißt es Antibiotikum. Aber das nur am Rande.

Ab wann habe ich Fieber?

Viele Menschen meinen, sie haben Fieber, obwohl es sich per se nur um eine erhöhte Temperatur handelt. Unsere normale Temperatur liegt bei ca. 36,8 °C. Aber etwas weniger und etwas mehr können auch völlig normal sein. Hierbei kommt es immer darauf an, wann und wo man misst. Die Körpertemperatur hat nämlich tageszeitliche Schwankungen. So kann sie morgens auch unter 36 °C liegen und am Abend auch bis zu 38 °C ansteigen. Je nachdem, wo man misst, gelten unterschiedliche Definitionsbereiche.

Fieber messen

Die zuverlässigste Messmethode ist die rektale Messung, d. h. die Messung im Darmausgang. Hierbei wird nämlich die Körperkerntemperatur gemessen. Diese Art der Messung ist aber für viele Menschen und gerade, wenn eine andere Person misst, unangenehm, und deswegen nutze ich bei meinen Patienten die Infrarotmessung im Ohr. Hierbei sollte man beachten, dass nicht zu viel Ohrenschmalz vorhanden ist, da dieses das Ergebnis verfälschen kann.

Zu den weiteren möglichen Messmethoden gehören die orale Messung unter der Zunge und die axilläre Messung, also unter den Achseln. Da diese „Orte" aber weiter vom Körperkern entfernt liegen, gelten hierfür auch unterschiedliche Normbereiche. Diese sind nämlich 0,5 °C niedriger als bei der rektalen Messung. Per definitionem spricht man hierbei ab 38,5 °C von Fieber, bei der rektalen Messung ab 39 °C.

Die häufigste Ursache von Fieber ist das Eindringen von Erregern, Viren oder Bakterien, in den Körper. Der Körper mag das nicht und möchte die Eindringlinge bekämpfen. Das Immunsystem geht in den Verteidigungsmodus und sendet Botenstoffe aus, die die Körpertemperatur erhöhen. Das entstandene Fieber ist ein wirksamer Mechanismus, die Keime abzutöten. Deswegen ist es auch nicht immer sinnvoll, sofort zu fiebersenkenden Maßnahmen zu greifen. Man muss sich immer bewusst sein: Fieber ist ein Symptom, nicht die Ursache der Erkrankung.

Ursachen und Verlauf von Fieber

Selten kann es auch nach Impfungen zu Fieber kommen, das geht aber in der Regel schnell wieder vorbei. Wenn es gar keine somatische Ursache für Fieber gibt, kann auch die Psyche dafür verantwortlich sein. Es hat sich gezeigt, dass z. B. auch in Stresssituationen die in Abschn. 6.1 genannten Botenstoffe ausgeschüttet werden, wodurch sich der Stoffwechsel und damit auch die Temperatur erhöhen. Das kommt allerdings nicht allzu häufig vor.

Der typische Verlauf von Fieber ist tagesabhängig, wie auch der natürliche Verlauf der Körpertemperatur im Laufe des Tages schwankt. Jedem, der am Abend Fieber hatte, ging es bestimmt am nächsten Morgen zunächst besser und man hat sich gewundert, dass das Fieber am Abend wiederkam, obwohl es doch eigentlich schon verschwunden war.

Sie erkennen Fieber häufig als erstes durch das Auflegen der Hand auf die Stirn. Da merkt man auch als Laie, dass man sich wärmer anfühlt als sonst. Dann kann es zu allgemeinen Schweißausbrüchen kommen und durch den Wasserverlust auch zu einer trockenen Zunge mit vermehrtem Durstgefühl.

Irgendwann kann auch der bekannte Schüttelfrost dazukommen. Sie fragen sich, wie es sein kann, dass Sie frieren, obwohl Sie doch heiß sind. Das wiederum ist ebenfalls die Folge der oben genannten Botenstoffe des Immunsystems. Dem Gehirn wird signalisiert, dass die Temperatur ansteigen soll. Das Muskelzittern beginnt, denn das erzeugt Wärme. Das Gehirn wiederum denkt, dass die Temperatur noch zu niedrig sei – und deswegen frieren wir.

Was tun bei Fieber?

Fieberkrämpfe sind Krampfanfälle, die bei Fieber vom Gehirn ausgehen. Sie treten bei ca. 3–5 % der Kinder zwischen 6 Monaten und 5 Jahren auf. In der Regel dauert ein solcher Krampf nur wenige Minuten und typischerweise erholt sich das Kind davon recht schnell.

Während eines Krampfes sollte man zunächst Ruhe bewahren und die Anfallsdauer messen. Kleidung lockern, damit das Kind gut atmen kann. Falls der Anfall länger als 3–5 min dauert, ist die Gabe eines Notfallmedikamentes, z. B. ein Diazepam-Zäpfchen, sinnvoll. Wer dies nicht im Hause hat, muss den Rettungsdienst (112) rufen.

Fieber ist nun also ein Symptom und keine Krankheit und daher bin ich auch nicht dafür, das Fieber zu früh zu senken. Führen Sie fiebersenkende Maßnahmen nicht unter 39,5 °C durch. Ansonsten nehmen Sie dem Körper diese Schutzreaktion bzw. den Bekämpfungsmechanismus weg. Bei kleinen Kindern können Sie ggf. etwas früher handeln. Wichtig ist es auf jeden Fall, ausreichend zu trinken.

Ab einer Temperatur von 41,5 °C können lebenswichtige Proteine zerstört werden. Bei schwangeren Frauen sollte das Fieber früher gesenkt werden, da die hohen Temperaturen für das Kind nicht gut sind und zudem Wehen ausgelöst werden können. Für Schwangere empfehle ich eine Senkung bereits ab 38,5 °C.

Zu den fiebersenkenden Medikamenten gehören z. B. Paracetamol, Ibuprofen oder Acetylsalicylsäure (ASS). ASS, der Wirkstoff von Aspirin, darf bei Kindern erst ab 12 Jahren verabreicht werden, da es eine Erkrankung auslösen kann, die sich Reye-Syndrom nennt. Unter den Hausmitteln haben sich die bekannten Wadenwickel bewährt.

Bei Fieber bleiben Sie am Besten im Bett, trinken viel und kurieren sich aus. Vielleicht haben Sie ja jemanden zu Hause, der Sie verwöhnen kann.

Ich fühle eine Erhebung am Hals. Was könnte das sein?

Menschen, die eine neuaufgetretene Erhebung am Hals entdecken, sind zunächst besorgt. Meistens steckt aber nur ein harmloser Infekt dahinter.

Es gibt im Körper zahlreiche Lymphknoten, sie sind in der Regel 5–10 mm groß. Am Hals oder in der Leiste erreichen sie teilweise sogar eine Größe bis 20 mm. Ähnlich wie die Blutgefäße durchzieht das Lymphsystem, das aus den Lymphknoten und den Lymphgefäßen besteht, unseren gesamten Körper. Es ist ein Teil des körpereigenen Immunsystems und unterstützt uns, Krankheitserreger abzuwehren. Die Lymphknoten dienen hierbei als Filterstation, in der die Lymphflüssigkeit von Erregern, Toxinen und Fremdkörpern gereinigt wird.

Wenn sie also arbeiten, können sie auch einmal auf eine Größe von 2 cm anschwellen. Bei Kindern sind sie in der Regel besser tastbar. Auch wenn der Infekt vorbei ist, können sie reaktiv noch etwas vergrößert bleiben. Schlimm ist das nicht. Die Lymphknoten am Hals ziehen auch hinter das Ohr und an den Hinterkopf. Je nachdem, wo der Infekt sitzt, sind diese Knoten dann mehr betroffen.

Eher harmlose Lymphknotenschwellung zeigen folgende Merkmale: sie sind weich, gut verschieblich und länglich. Sie treten eher beidseitig auf und schmerzen, wenn man auf sie drückt. Das sollten Sie allerdings nicht zu häufig tun, weil dies das Wachstum weiter fördert. Meistens geht die Schwellung nach ca. 14 Tagen wieder zurück.

Am Hals, genauer gesagt um den Kehlkopf herum, liegt die Schilddrüse. Ein Organ, das Hormone produziert, die den Stoffwechsel beeinflussen. Eine vergrößerte Schilddrüse oder ein Knoten in der Schilddrüse kann also auch am Hals tastbar sein. In 98 % der Fälle handelt es sich um harmlose Schilddrüsenadenome. Ein Arzt kann durch einen Ultraschall oder bei größeren Knoten auch durch eine Schilddrüsenszintigrafie unterscheiden, ob es sich um einen gutartigen oder bösartigen Knoten handelt.

Wie auch sonst am gesamten Körper, kann ein Knoten am Hals auch ein Lipom darstellen. Hierbei handelt es sich um einen gutartigen Fettgewebstumor.

Da aber auch etwas Bösartiges hinter einem Knoten am Hals stecken kann, sollte man einen Arzt darauf schauen lassen.

Soll ich mich impfen lassen?

Impfen ja oder nein – das ist eine Frage, bei der ich als Arzt klar Stellung beziehen möchte: Ich bin ein Impfbefürworter. In den sozialen Medien ist eine immer wiederkehrende Debatte zu beobachten. Deswegen möchte ich hier einige Argumente der Impfgegner erläutern und entkräften.

Das erste Argument ist, dass Impfen zu Nebenwirkungen führe. Ja, es kann zu Nebenwirkungen kommen. In der Regel sind diese aber auf eine kleine Rötung und Schwellung, vielleicht auch einmal auf Fieber oder Gelenkschmerzen begrenzt. Es sind harmlose Impfreaktionen, die Ausdruck eines arbeitenden Immunsystems sind.

Mitte bis Ende des letzten Jahrhunderts konnte tatsächlich mal eine Kinderlähmung durch Impfung („Impfpolio") ausgelöst werden. Das war aber zu Zeiten von abgeschwächten

Lebendviren, die bei der Schluckimpfung verabreicht wurden. Viele kennen sicherlich noch den Werbeslogan „Schluckimpfung ist süß – Kinderlähmung ist grausam". Bei diesem Impfstoff konnte in sehr seltenen Fällen durch eine Rückmutation der Viren diese Krankheit ausbrechen. Seit 1998 benutzt man aber bei der Impfung gegen Kinderlähmung (Poliomyelitis) in unserer Gesellschaft Totimpfstoffe.

Bei anderen Lebendimpfstoffen kommt eine solche Rückmutation nicht vor. Impfmasern können wiederum eine kleine Reaktion wie einen milden Hautausschlag auslösen. Dieser ist aber nicht ansteckend. Zu den Lebendimpfstoffen gehören z. B. diejenigen gegen Masern, Mumps, Röteln und Windpocken, zu den Totimpfstoffen neben denjenigen gegen Poliomyelitis noch die gegen Tetanus, Diphtherie, Keuchhusten, Hämophilus influenza (Hib) und Hepatitis B.

Das Paul-Ehrlich-Institut führte zudem zahlreiche Studien durch, die nicht belegen konnten, dass Impfungen zu dauerhaften Impfschäden führen. Ein großes Argument der Impfgegner ist immer wieder die Pharmaindustrie und ihre Orientierung an Umsätzen. Hierzu lässt sich klar sagen, dass es sich dabei um Unternehmen handelt, deren Interesse am Erwirtschaften legitim ist. Der Anteil dessen, was Pharmakonzerne allerdings mit Impfstoffen verdienen, also an Nettoerlös erwirtschaften, liegt bei knapp über 0,5 % und ist damit deutlich niedriger als der Anteil dessen, was sie mit Arzneimitteln einnehmen. Dieser liegt nämlich bei 17 %.

Ein weiteres Argument, das ich häufig höre, ist das Vorhandensein von Quecksilber in den Impfstoffen, das den Anstieg von Autismusfällen verursache. Hier gibt es mittlerweile zahlreiche Studien, die dies widerlegen und die von der Weltgesundheitsorganisation (WHO) veröffentlicht wurden. Nichtsdestotrotz haben die Hersteller mittlerweile das quecksilberhaltige Thiomersal aus den Impfstoffen herausgenommen.

Impfungen bieten die Möglichkeit, die Menschen vor Krankheiten zu schützen, und außerdem die noch wesentlich schlimmeren Folgen, die auftreten können, zu verhindern. Mehrere Beispiele seien hier genannt: Tetanus (Wundstarrkrampf), das zu Lähmungen bis hin zum Tod durch Lähmung der Atemmuskulatur führen kann, Gehirnschäden durch das Masernvirus, Hodenentzündung oder Meningitis (Hirnhautentzündung) durch das Mumpsvirus oder eine Herzmuskelentzündung durch das Rötelnvirus. Die Wahrscheinlichkeit, an einer Impfkomplikation durch das Masernvirus zu erkranken, beträgt gemäß Robert-Koch-Institut 1:1000000 und ist damit weitaus geringer als die Wahrscheinlichkeit, durch eine Masernvirusinfektion an einer Gehirnentzündung zu erkranken. Diese Wahrscheinlichkeit liegt bei 1:1000.

Nun gibt es aber Menschen, die aufgrund ihres Immunsystems oder weil sie Säuglinge sind, nicht geimpft werden können. Für sie ist ein Herdenschutz außerordentlich wichtig. Und diejenigen, die jetzt sagen mögen, „dann bleibe ich eben zu Hause, wenn ich Masern habe", sei gesagt: Man ist bereits bis zu 5 Tage, bevor der Ausschlag auftritt, infektiös, bei Röteln sogar 7 Tage. Eine Rötelninfektion kann bei Schwangeren zu Fehlbildungen führen.

Wir haben letztlich eine soziale Verantwortung gegenüber Schwächeren, und deshalb: Impfen, ja bitte!

Welche unterschiedlichen Coronavirus-Tests gibt es?

Um eine akute Covid-19-Infektion nachzuweisen, stehen aktuell zwei Testarten zur Verfügung: der Antigentest (Schnelltest) und der PCR-Test.

Antigentest

Der Schnelltest oder auch Antigentest hat den Vorteil, dass er ohne Labor durchgeführt werden kann und ein Ergebnis innerhalb weniger Minuten vorliegt. Es werden Proteine des Coronavirus SARS-CoV-2 nachgewiesen.

Was sagt der Schnelltest aus?

Der Antigenschnelltest zeigt die aktuelle Infektiosität der getesteten Person an. Ein positives Ergebnis bedeutet, dass die Person aktuell an einer Covid-19-Infektion erkrankt ist und hoch ansteckend ist. Ein negatives Testergebnis bedeutet, dass die Person aktuell nicht ansteckend ist. Es kann aber dennoch eine Covid-19-Infektion vorliegen. Die Viruslast der getesteten Person ist aber so niedrig, dass sie nicht ansteckend ist.

Wie läuft der Schnelltest ab?

Der Schnelltest wird mittels Nasen-/Rachenabstrich durchgeführt. Mit einer Pufferlösung verdünnt wird der Abstrich auf einen Träger aufgetragen. Das Ergebnis liegt innerhalb von 5 min vor. Dieser Test kann unkompliziert direkt und ohne Labor durchgeführt werden.

Wann eignet sich der Schnelltest?

Der Schnelltest eignet sich als Test bei asymptomatischen Personen. Beispielhafte Einsatzgebiete sind:

- Wenn nach längerer Zeit im Homeoffice wieder ein physisches Treffen der Mitarbeitenden stattfinden soll.

- An Tagen – wie z. B. nach den Feiertagen – mit einer erhöhten Anzahl an Kontakten ist dieser Test geeignet, um sicher zu gehen, dass in der Firma kein Mitarbeiter akut ansteckend ist.
- Auch als regelmäßiges Screening im laufenden Betrieb mit dauerhafter physischer Anwesenheit ist dieser Test die richtige Wahl.
- Als Absicherung im Falle eines positiv getesteten Mitarbeitenden, der Kontakt zu Kollegen hatte.
- Für den Fall, dass man seine Familienangehörigen besuchen möchte, um diese zu schützen.

Symptomatische Patienten sollten selbstverständlich zu Hause bleiben und Kontakt zum Hausarzt aufnehmen. Auch hier bietet sich ein Schnelltest an. Im Falle eines positiven Ergebnisses ist eine Absicherung des Resultates über den PCR-Test angezeigt.

Wie aussagekräftig ist der Schnelltest?

Den Schnelltest gibt es von verschiedenen Anbietern. Ich verwende einen mit einer besonders hohen Sensitivität (92,2 %) und Spezifität (97,6 %) aufweist. Insbesondere die Sensitivität mit 92,2 % ist im Vergleich zu anderen aktuell verfügbaren Tests sehr hoch (je nach Studie weisen andere Tests eine Sensitivität von 76,6–89,0 % auf).

Als Sensitivität wird die Richtig-positiv-Rate bzw. die Empfindlichkeit bzw. die Trefferquote des Tests bezeichnet. Für den von uns verwendeten Test bedeutet das, dass 92,2 % der Infizierten erkannt und 7,8 % der Infizierten nicht erkannt würden. 7,8 % (der Infizierten, welche getestet wurden, und nicht aller Getesteten) wären dann also falsch-negativ.

Als Spezifität bezeichnet man die Richtig-negativ-Rate. Für den von uns verwendeten Schnelltest bedeutet dies, dass 97,6 % der Nichtinfizierten tatsächlich erkannt und 2,4 % der Nichtinfizierten fälschlich als infiziert ausgewiesen würden. 2,4 % (der getesteten Nichtinfizierten, nicht der Getesteten insgesamt) wären dann also falsch positiv.

PCR-Test

Der PCR (Polymerase-Kettenreaktion-Test) wird ins Labor geschickt und dort analysiert. Das Ergebnis liegt i. d. R. innerhalb von 6–24 h vor. Dieser Test weist das Erbgut des Coronavirus SARS-CoV-2 nach.

Was sagt der PCR-Test aus?

Der PCR-Test ist der „große" Test. Er erkennt eine Infektion mit dem Coronavirus bereits mehrere Tage bzw. nach dem Infektionspeak, da er bei einer deutlich geringeren Viruslast als der Schnelltest anschlägt. Der PCR-Test ist auch positiv, wenn die getestete Person noch nicht oder nicht mehr ansteckend ist.

Wie läuft der PCR-Test ab?

Der PCR-Test wird von medizinischem Personal mittels Nasen-/Rachenabstrich durchgeführt. Die Probe wird ins Labor übermittelt, wo sie analysiert wird. Die getestete Person erhält einen QR-Code, mit dem das Ergebnis angefordert werden kann. Das Ergebnis liegt – je nach Auslastung des Labors – nach ca. 6–24 h vor.

Wann eignet sich der PCR-Test?

Für Patienten mit Symptomen ist dieser Test die sicherste Variante. Der PCR-Test ist allerdings für den kurzfristigen Einsatz im Tagesgeschäft, z. B. für Unternehmen, durch die relativ lange Dauer der Laboranalyse eher ungeeignet.

Unverzichtbar ist er hingegen für Flüge bei internationalen Geschäftsreisen. Hier sind die jeweils nationalen Bestimmungen des Reiselandes zu beachten.

Wie aussagekräftig ist der PCR-Test?

Der PCR-Test gilt als „Goldstandard" für die Diagnose einer akuten Coronavirus-Infektion.

Die folgende Grafik zeigt den Verlauf der Immunreaktion bei einer Virusinfektion mit den dazugehörigen Nachweisverfahren (Abb. 6.1).

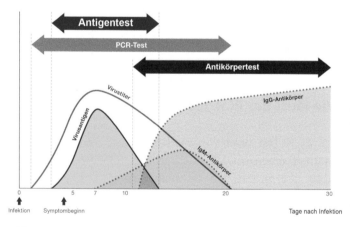

Abb. 6.1 Verlauf der Immunreaktion bei einer Virusinfektion. *PCR* Polymerase-Kettenreaktion. (Aus: Concile GmbH, mit freundlicher Genehmigung)

Antikörpertest (IgM/IgG)

Anders als der Schnelltest und der PCR-Test zeigt der Anti-körpertest keine akute Infektion mit dem Covid-19-Virus an, sondern eine bereits überstandene. Es lässt sich auch aufschlüsseln, ob die Infektion erst vor kurzer Zeit durch-gemacht wurde oder bereits länger zurückliegt.

Was sagt der Antikörpertest aus?

Immunglobuline M (IgM) sind dabei die frühen Anti-körper. Ist der Test IgM-positiv, bedeutet das, dass die getestete Person gerade erst eine Coronavirus-Infektion durchgemacht hat. Eventuell befindet man sich noch am Ende einer Infektion.

Immunglobuline G (IgG) sind quasi das immuno-logische Gedächtnis des Körpers. Sie werden ca. 3 Wochen nach einer Infektion gebildet, um den Körper bei einer neuen Infektion mit dem gleichen Erreger mit passenden Antikörpern zu versorgen. Ein positives IgG-Resultat be-deutet, dass die durchgemachte Infektion der getesteten Person bereits länger zurückliegt (6 Wochen oder länger). Fraglich ist, wie lange die IgG-Antikörper erhalten bleiben. Es gibt Hinweise, dass diese nach 3–4 Monaten nicht mehr gebildet werden.

Haben Personen mit positivem Antikörpertest einen Infektionsschutz?

Grundsätzlich bieten die Immunglobuline G langfristigen Infektionsschutz.

Aufgrund der Neuartigkeit des Coronavirus gibt es je-doch noch keine Langzeitstudien zur Frage, ob Personen, die Antikörper gebildet haben, auch immun sind. Man muss also weiterhin davon ausgehen, dass diese sich erneut anstecken können, und alle gängigen Schutzmaßnahmen beachten.

Wie läuft der Antikörpertest ab?

Für die Ermittlung der Antikörper wird vom medizinischen Personal Blut aus der Vene abgenommen. Das ist wesentlich genauer als der Test über Kapillarblut aus der Fingerkuppe. Anschließend wird das Blut mittels einer Pufferlösung auf einen Träger gebracht. Das Ergebnis liegt nach 10–20 min vor. Wenn man den ganuen Antikörpertiter wissen möchte, also wie viele Antikörper tatsächlich noch oder schon vorhanden sind, muss man das Blut im untersuchen lassen.

Wann eignet sich der Antikörpertest?

Der Antikörpertest eignet sich, um herauszufinden, wer bereits eine Covid-19-Infektion durchlebt hat. Oft hatten Patienten Erkältungssymptome und sind interessiert, zu wissen, ob es sich um eine Coronavirus-Infektion gehandelt hat.

Wie aussagekräftig ist der Antikörpertest?

Auch hier verwenden wir einen Test mit einer relativ hohen Sensitivität und Spezifität.

Die Sensitivität, also die Richtig-positiv-Rate/Empfindlichkeit/Trefferquote dieses Tests liegt bei 94,74 % (bezogen auf die Immunglobuline G ≥ 14 Tage nach Infektionsbeginn 100 %). Die Spezifität, also die Richtig-negativ-Rate, liegt bei 97,06 %.

Es ist zu beachten, dass bei Personen, die keine oder schwache Symptome während der Infektion hatten, die Antikörperbildung verzögert sein kann und die Titer niedriger sind. Es kann daher vorkommen, dass die getestete Person ein negatives Antikörpertestergebnis erhält, obwohl sie Covid-19 positiv gewesen ist.

Kann ich durch Sport mein Immunsystem stärken?

Selbstverständlich ist das möglich. Und man sollte das auf jeden Fall tun, denn beim Sport wird das Herz-Kreislauf-System angeregt und der gesamte Körper mit mehr Blut versorgt, was auch die Immunzellen aktiviert. Schon nach kurzer Zeit kommt es zu einer vermehrten Bildung der guten natürlichen Killerzellen, die für die Bekämpfung von Erregern sehr wichtig sind. Wenn man regelmäßig Sport treibt, verbessert sich auch deren Qualität.

Aber was für ein Sport und wieviel davon ist überhaupt empfehlenswert, um das Immunsystem zu stärken? Hierfür sei zunächst einmal das Ausdauertraining genannt, also Laufen, Fahrradfahren, Rudern oder Schwimmen. Und das am Besten im Grundlagenausdauerbereich. Wie man auf seine Herzfrequenz im Grundlagenausdauerbereich kommt, habe ich in Abschn. 2.2 ausführlich beschrieben. Pro Woche sollten es 2–3 Trainingseinheiten es sein, optimalerweise mit Regenerationspausen dazwischen. Denn viel hilft viel, ist hier leider nicht zutreffend. Belastet man seinen Körper zu stark, kommt es zu einem gegenteiligen Effekt und das Immunsystem wird geschwächt.

Aber nicht nur Ausdauertraining, auch Krafttraining stärkt das Immunsystem. Durch mehr Muskelmasse können nämlich mehr Kohlenhydrate in Form von Glykogen als Energiereserve gespeichert werden. Auch hier wären 2–3 Trainingseinheiten mit Regeneration empfehlenswert. Machen Sie bitte auf keinen Fall den Fehler wie viele „weekend warriors", die die ganze Woche über gar nichts machen, um dann am Samstag und Sonntag Vollgas zu geben.

Was aber wenn es einen erwischt. Darf man dann noch trainieren?

Bei einem kleinen Schnupfen ist aus ärztlicher Sicht ein leichtes Training im Regenerationsbereich noch vertretbar. Kommen aber Symptome wie Fieber, Lymphknotenschwellung oder Abgeschlagenheit hinzu, haben Sie Sportverbot.

Leistungssport wirkt sich eher ungünstig auf die Funktionalität des Immunsystems aus. Intensive und erschöpfende Belastung bergen ein erhöhtes Risiko für Atemwegserkrankungen. Auch hier ist die Einhaltung von Regenerationszeiten und eine Belastungssteuerung essenziell. Helfen kann dabei auch eine gesunde Ernährung sowie die Einnahme von Mikronährstoffen, die das Immunsystem stärken.

Welches sind die wichtigsten Nährstoffe, um mein Immunsystem zu stärken und vor Infektionen zu schützen, und in welcher Dosierung?

Ich nehme seit langer Zeit Nährstoffe zur Stärkung meines Immunsystems ein und war seit vielen Jahren nicht mehr krank. Hier mal meine Favoriten in Kurzform. Einige habe ich zuvor bereits auch etwas ausführlicher beschrieben. Wie aber soll man sie am besten einnehmen?

Vitamin C

Vitamin C ist ein wasserlösliches Vitamin. Zu finden ist es neben tierischen Produkten v. a. in frischem Obst und Gemüse wie in Zitrusfrüchten, Brokkoli, Paprika oder schwarzen Johannisbeeren. Ein Vitamin-C-Mangel erhöht das Risiko und die Schwere von viralen Infekten.

Funktionen für das Immunsystem:

- wirkt als Antioxidans,
- unterstützt die Antikörperproduktion,
- steigert die virale Infektabwehr.

Bei der Einnahme von Vitamin C ist zu beachten (Tab. 6.1):

Vitamin D

Vitamin D wird auch als das Sonnenvitamin bezeichnet. Dabei gehört es eigentlich gar nicht zu den Vitaminen. Der Körper kann es nämlich im Gegensatz zu den anderen Vitaminen selber bilden. Notwendig hierfür ist aber Sonnenlicht, genau genommen UV-B-Strahlen.

Und genau da liegt das Problem. In unseren Breitengraden ist die Sonneneinstrahlung von Oktober bis April so

Tab. 6.1 Einnahme von Vitamin C

Dosierung	Zu beachten
Präventiv: 400–1000 mg pro Tag Akut: 3000 mg pro Tag Über den Tag verteilt	Supplementierung mit Flavonoiden wie Quercentin

niedrig, dass nicht ausreichend Vitamin D gebildet werden kann. Und auch im Sommer sitzt man häufig den ganzen Tag im Büro oder hat Sunblocker auf der Haut, um sich vor den Strahlen zu schützen.

Leider kann man den täglichen Bedarf auch nicht durch die Nahrung decken. Man müsste z. B. täglich 29 Eier oder mindestens 4 kg Butter essen, damit der Körper auf den Tagesbedarf kommen würde.

80 % unserer Bevölkerung haben als Folge einen Vitamin-D-Mangel. Dabei ist Vitamin D so wichtig für den Körper: für den Knochenstoffwechsel, für das Immunsystem, gegen Frühjahrsdepressionen oder präventiv gegen Krebs, Herzinfarkt und Zuckerkrankheit.

Funktionen für das Immunsystem:

- senkt die Infektiosität von Erkältungsviren,
- steigert die angeborene und adaptive Immunantwort,
- reguliert die Lymphozytenanzahl,
- besitzt eine antiinflammatorische (entzündungshemmende) Wirkung,
- wirkt bei der Synthese von antiviralen und antimikrobiellen Peptiden mit,
- verbessert die Widerstandsfähigkeit gegen Stressoren,
- verbessert die Widerstandsfähigkeit gegen intestinale Entzündungsprozesse.

Damit eine ausreichende Versorgung auch in den Wintermonaten möglich ist, gibt es Nahrungsergänzungsmittel. Um die genaue Dosierung zu bestimmen, kann man vorher seinen Vitamin-D-Wert im Blut bestimmen lassen. Dann kann man auch höher dosieren. Die Einnahme erklärt die Tab. 6.2.

Tab. 6.2 Einnahme von Vitamin D

Dosierung	Zu beachten
40–60 IE pro kg/ Körpergewicht pro Tag	Ein vorheriges Blutbild ist empfehlenswert, da die Dosierung besser bestimmt und ggf. erhöht werden kann
	Blutkontrollen sind sinnvoll, um eine Unterversorgung oder Überdosierung zu vermeiden
	Kombination mit Vitamin K2 zur besseren Verwertung

Vitamin K2 hat verschieden Funktionen und positive Wirkungen:
  -Prävention von Diabetes
  -Schutz vor Arteriosklerose
  -Synthese der Sexualhormone
und in Kombination mit Viatmin D wichtig für die Knochendichte

Zink

Zink gehört zu der Familie der Spurenelemente. Es kommt besonders viel in Rindfleisch, Schnittkäse, Haselnüssen und Eiern vor. Zink kann die Dauer und Schwere von Erkältungen stark verringern.

Funktionen für das Immunsystem:

- wirkt immunmodulierend,
- blockiert die Virusmenge und das Andocken des Virus an die Rezeptoren auf den Schleimhäuten,
- wirkt als Antioxidans.

Die Einnahme von Zink ist der Tab. 6.3 zu entnehmen.

Selen

Selen gehört zu den Spurenelementen. Selenmangel führt zu einer Immunschwäche, sodass sich Viren schneller im Körper ausbreiten können. Zu finden ist Selen v. a. in Fi-

Tab. 6.3   Einnahme von Zink

Dosierung	Zu beachten
Präventiv: 0,25–0,5 mg pro kg/Körpergewicht pro Tag Akut: bis zu 5 × 10 mg pro Tag	Zink, konkurriert mit anderen Mineralien wie Eisen, Kupfer, Kalzium und Selen um die gleichen Aufnahmemechanismen. Die Einnahme sollte möglichst nüchtern erfolgen. Hierbei ist es aber schon vorgekommen, dass Patienten über eine Übelkeit klagen.

Tab. 6.4   Einnahme von Selen

Dosierung	Zu beachten
Präventiv: 100–200 µg pro Tag Akut: 200–400 µg pro Tag	Ein optimal präventiver Selenspiegel im Blut liegt bei 130–150 µg/l (Serum)

schen wie dem Rotbarsch und Kabeljau, aber auch in Walnüssen, Vollkornmehl, Eiern oder Quark.

Funktionen für das Immunsystem:

- unterstützt die Immunabwehr,
- ist Bestandteil mehrerer Enzyme,
- schützt vor freien Sauerstoffradikalen,
- hat eine Entgiftungsfunktion,
- schützt die DNA und Zellen vor oxidativen Schäden.

Die Einnahme von Selen erklärt die Tab. 6.4.

Curcumin

Curcumin wird aus dem Wurzelrhizom der Curcumapflanze gewonnen. Curcuma, auch bekannt als Gelbwurzel, gehört zu der Familie der Ingwergewächse.

Funktionen für das Immunsystem:

- wirkt als Antioxidans,
- ist entzündungshemmend.

Zu Einnahme von Cucurmin lesen Sie die Tab. 6.5.

Ingwer

Ingwer ist den meisten wahrscheinlich bereits bekannt. Er wirkt sich positiv auf die Verdauung aus, hilft beim Abnehmen und stärkt das Immunsystem.
Funktionen für das Immunsystem:

- wirkt entzündungshemmend und
- schmerzstillend.

Die Einnahme von Ingwer beschreibt die Tab. 6.6.
Für eine Tasse Tee (200 ml) benötigt man ein Stückchen Ingwer von ca. 3 g. Von der frischen Wurzel entsprechen 10 g in etwa 2 g getrocknetem Ingwer. Höher konzentriert und somit effektiver wäre es noch als Kapsel mit einem Ingwerextrakt/Ingwerpulver.

Tab. 6.5   Einnahme von Curcumin

Dosierung	Zu beachten
500 mg pro Tag	Einnahme zu den Mahlzeiten, schwarzer Pfeffer erhöht die Aufnahmefähigkeit und Wirkung

Tab. 6.6   Einnahme von Ingwer

Dosierung	Zu beachten
135 mg Ingwerextrakt und 75 mg Ingwerpulver pro Tag	

Astaxanthin

Astaxanthin ist ein Karotinoid, also ein sekundärer Pflanzenstoff, das eine hochpotente antioxidative sowie eine entzündungshemmende Wirkung besitzt. Es kommt gehäuft in Algen vor. Das Besondere am Astaxanthin ist, dass es sämtliche Schranken im Körper passieren und somit die schädlichen freien Radikale in jedem Organ inaktivieren kann.

Funktionen für das Immunsystem:

- wirkt entzündungshemmend und
- als Antioxidans.

Wie Astaxanthin einzunehmen ist, entnehmen Sie der Tab. 6.7.

OPC

OPC steht für Oligomere Proanthocyanidine und gehört zu der Familie der sekundären Pflanzenstoffe. OPC gibt Gemüse und Früchten ihre Farbe und das Aroma. Dementsprechend findet man OPC u. a. in Preiselbeeren, Pflaumen, Heidelbeeren, Weintrauben oder Äpfeln. Eine hohe Konzentration liegt auch in Haselnüssen, Mandeln und dunkler Schokolade vor.

Tab. 6.7   Einnahme von Astaxanthin

Dosierung	Zu beachten
4–6 mg/Tag	Der reine Astanxanthingehalt ist z. B. bei Astaxanthinöl geringer

Funktionen für das Immunsystem:

- wirkt als Antioxidans (18-mal so stark wie Vitamin C, 40-mal so stark wie Vitamin E),
- wirkt entzündungshemmend,
- beeinflusst die Darmflora positiv.

Die Einnahme von OPC zeigt die Tab. 6.8.

Kolostrum

Kolostrum ist die erste Milch, die von einer Mutter nach der Geburt ihres Säuglings erzeugt wird. Besonders interessant ist der Inhaltsstoff Immunglobulin, da dieser einen antibakteriellen und antiviralen Effekt erzeugt.

Funktionen für das Immunsystem:

- stärkt das Immunsystem,
- steigert die Aktivität von natürlichen Killerzellen,
- besitzt eine antivirale und antibakterielle Wirkung.

Die Einnahme von Kolostrum ist der Tab. 6.9 zu entnehmen.

Tab. 6.8 **Einnahme von OPC**

Dosierung	Zu beachten
Gesamt ca. 500 mg/Tag z. B. Trauben-/Traubenkern-, Grüntee-, Granatapfel-, Olivenblattextrakt	

Tab. 6.9 **Einnahme von Kolostrum**

Dosierung	Zu beachten
Präventiv: 3 × 300 mg täglich Therapeutisch: 3 × 600–900 mg täglich Mit viel Flüssigkeit einnehmen	

Omega-3-Fettsäuren

Omega-3-Fettsäuren sind mehrfach ungesättigte Fettsäuren. Es handelt sich um essenzielle Fettsäuren, die lebensnotwenig für unseren Körper sind. Sie kommen besonders gehäuft in Chiasamen, Walnüssen, Leinöl und Lachs vor.

Funktion für das Immunsystem: wirkt entzündungshemmend.

Die Einnahme von Omega-3-Fettsäuren zeigt Tab. 6.10.

Probiotika

Der Darm ist mit dem Lymphsystem eines unserer wichtigsten Immunorgane. Ist der Darm in seiner Funktion beeinträchtigt, wird das gesamte Abwehrsystem und damit die Immunabwehr geschwächt. Probiotika sind lebende Mikroorganismen bzw. Bakterienstämme, die im Darm eine gesundheitliche Wirkung erlangen und die Immunabwehr fördern.

Funktionen für das Immunsystem:

- stimuliert das Immunsystems,
- sorgt für die Aufrechterhaltung einer gesunden Darmflora,

Zur Einnahme der Probiotika lesen Sie Tab. 6.11.

Tab. 6.10 Einnahme von Omega-3-Fettsäuren:

Dosierung	Zu beachten
Präventiv: 1 g/Tag Therapiebegleitend: 2–3 g/Tag In Schwangerschaft und Stillzeit: 1–2 g/Tag	Nicht mehr als 3 g pro Tag einnehmen

Tab. 6.11   Einnahme von Probiotika

Dosierung	Zu beachten
10–20 Mrd. koloniebildender Einheiten pro Tag	Bifidobakterien, Milchsäurebakterien (Lactobazillen) und ggf. Enterokokken sollten enthalten sein Einnahme 30 min vor dem Essen oder 2–3 h nach der Einnahme von Antibiotika

Cannabidiol

Viele Menschen, die von CBD (Cannabidiol) das erste Mal hören, denken bei CBD als erstes an Kiffen, high sein oder die Coffeeshops in Amsterdam.

Da liegen sie aber komplett falsch. Denn CBD ist im Gegensatz zum anderen wichtigen Cannabinoid der Cannabispflanze, dem Tetrahydrocannabiol (THC), nicht psychoaktiv und macht auch nicht süchtig. Im Gegenteil: Es ist für den Körper enorm nützlich und hilft bei verschiedenen Erkrankungen wie Stress, Burn-out, Schlafstörungen, Entzündungen, Magen-Darm-Beschwerden, ja sogar bei multipler Sklerose oder Parkinson.

Besonders interessant ist, dass CBD eine immunkompetente Wirkung besitzt. Nahrungsergänzungsmittel mit Cannabinoiden wie CBD können helfen, uns vor Viren zu schützen.

Falls Sie also unter einer oder vielleicht sogar mehreren der nachfolgenden Erkrankungen oder Symptomen leiden, wäre eine Therapie mit CBD-Öl sehr empfehlenswert:

- ständige Infekte,
- Schmerzen,
- Entzündungen,

Tab. 6.12 Einnahme von CBD

Dosierung	Zu beachten
Morgens und abends je 4 Tropfen von CBD-Öl mit 10 % standardisiertem CBD (Spätere Erhöhung der Dosierung möglich)	2 min unter der Zunge einwirken lassen Vollspektrumöl nutzen

- Reizdarmsyndrom,
- Stress,
- Schlafstörungen,
- Übergewicht,
- Migräne,
- Stimmungsschwankungen.

Funktionen für das Immunsystem:

- schützt vor Viren,
- hat eine immunkompetente Wirkung,
- ist entzündungshemmend.

Wie Cannabidiol einzunehmen ist, zeigt die Tab. 6.12.

Welche Nahrungsergänzungsmittel sind gut und welche nicht?

Zu allererst würde ich beim Kauf eines Nahrungsergänzungsmittels auf das Herkunftsland achten. Deutschland, Österreich oder die Schweiz haben hier sehr hohe Qualitäts- und Sicherheitsstandards, viel höhere als Amerika oder Asien. So sollten z. B. auch die Lieferanten der Firmen bestenfalls ISO-zertifiziert sein.

Achten Sie beim Kauf auch darauf, dass die Nahrungsergänzungsmittel frei von Laktose, Gluten und Fruktose und möglichst hypoallergen sind. Gute Nährstoffpräparate kommen zudem ohne Farb-, Fließ- und Trennstoffe aus. Hierzu gehören z. B. Titanoxid, Eisenoxid, Eisenhydroxid, Aluminium, Magnesiumstearat oder mikrokristalline Zellulose.

Nahrungsergänzungsmittel haben außerdem unterschiedliche Bioverfügbarkeiten. Die Bioverfügbarkeit zeigt an, wie gut die Stoffe vom Körper aufgenommen werden können.

Eine häufige Diskussion ist, welches Magnesiumpräparat für den Körper am besten sei. Hierzu möchte ich sagen, dass alle Verbindungen Vor- und Nachteile haben. Magnesiumcitrat ist besser wasserlöslich als Magnesiumoxid. Es kann daher schneller aufgenommen, aber auch leichter wieder ausgeschieden werden. Sehr gut geeignet ist es daher für den Sportbereich oder für Patienten, die unter nächtlichen Wadenkrämpfen leiden. Es regt zudem die Darmtätigkeit an und hilft somit bei Verstopfung. Eine Studie konnte nun vor kurzer Zeit noch belegen, dass Magnesiumcitrat die Steifheit der Arterien verbessert.

Für einen längerfristigen Magnesiumaufbau eignet sich Magnesiumoxid hingegen besser. Zudem hat es eine recht starke abführende Wirkung. Magnesiumcarbonat wiederum hat eine säureneutralisierende Wirkung und hilft somit gegen Sodbrennen.

Magnesiumglycinat hat einen komplett anderen Resorptionsweg, wodurch es den Darm nicht beeinflusst, wenn das nicht erwünscht ist. Das Glycin, an das das Magnesium gebunden ist, hat eine beruhigende Wirkung auf das Nervensystem und diese Verbindung fördert somit am besten den Schlaf.

Einen besonderen Stellenwert des Magnesiums zeigt sich in seiner Verbindung mit der Orotsäure als Magnesiumorotat. Studien haben gezeigt, dass die Kombination von diesen beiden Stoffen das Herz und die Gefäße schützt und die Einnahme daher besonders bei Patienten mit Durchblutungsstörungen, Herzrhythmusstörungen, Bluthochdruck oder Herzinsuffizienz sinnvoll ist.

Sie sehen also, dass man nicht pauschal sagen kann, welches Magnesiumpräparat man kaufen sollte. Vielmehr ist es immer vom einzelnen Individuum abhängig. Wenn man nun immer noch nicht weiß, was man sich besorgen sollte, kann man jemanden fragen, der sich mit orthomolekularer Medizin gut auskennt.

Vegetarier können zudem darauf achten aus welchem Material die Kapselhülle hergestellt wurde. Rein pflanzlich wäre eine Kapsel aus Hydroxypropylmethylcellulose. Die ansonsten häufig verwendete Gelatinekapsel wird aus dem Bindegewebe von Rindern oder Hühnern hergestellt.

Was bedeutet eine „stille Entzündung" im Körper?

Eine sog. Silent Inflammation oder zu Deutsch stille Entzündung ist ein im Körper bestehender Entzündungsprozess, der ohne die Merkmale wie Fieber, akute Schmerzen oder Anstieg des C-reaktiven Proteins (CRP) im Blut vorkommt. CRP ist übrigens ein Entzündungsmarker, den der Arzt bei einer Blutuntersuchung misst, um zu sehen, wie stark eine Entzündung ist. Bei der Silent Inflammation liegt das CRP meist noch im hochnormalen Bereich oder knapp darüber, dafür aber dauerhaft.

Diese recht tückische Entzündungsform entsteht häufig durch Rauchen, Stress, Umweltgifte oder zu viel Bauchfett. Aber auch der übermäßige Konsum von Alkohol, Zucker oder Weißmehlprodukten kann dazu führen, dass man sich deswegen erschöpft fühlt und gar nicht weiß warum.

Gelenk- oder Muskelschmerzen können bei länger bestehender, unterschwelliger Entzündung die Folgen sein. Im Grunde genommen kann so gut wie jedes Organ dadurch in Mitleidenschaft geraten. Die Haut kann Ekzeme oder Schuppenflechte bilden, im Darm kommt es zu Verdauungsbeschwerden, Allergien oder Asthma entwickeln sich, die Knochenmasse bildet sich zurück und in den Gefäßen können die Entzündungen im schlimmsten Fall auch zu einer Gefäßverkalkung und zum Herzinfarkt führen.

Wie kann man aber einer stillen Entzündung entgegenwirken? Ganz einfach: durch Bewegung und Sport, eine gesunde, vitamin- und mineralstoffhaltige Ernährung und Stressreduktion, ggf. durch die Einnahme von Antioxidantien.

Wie können Herpesviren den Körper belasten?

Irgendein Mitglied aus der Familie der Herpesviren haben wir fast alle im Körper. Das bekannteste von ihnen ist sicherlich der Herpes simplex, Auslöser u. a. des bekannten Lippenherpes oder HSV-1. Eine Infektion hat über 90 % der deutschen Bevölkerung einmal durchgemacht. Den HSV-2 findet man gelegentlich am Geschlechtsorgan als Genitalherpes.

Herpesviren haben eines gemeinsam. Sie werden über direkten Personenkontakt oder Tröpfchen übertragen und verbleiben in den Nervenganglien im Körper. Dort können die heimtückischen Schläfer, u. a. bei Immunschwäche, wieder reaktiviert werden.

Weitere Vertreter sind das Varizella-zoster-Virus (VZV), das für die Windpocken oder später die Gürtelrose verantwortlich ist (wenn man also nie Windpocken hatte, kann man auch keine Gürtelrose bekommen), das Epstein-Barr-Virus (EBV), das das Pfeiffersche Drüsenfieber verursacht, und das Zytomegalievirus (CMV).

Wir haben in unserer Bevölkerung in letzter Zeit einen hohen Anstieg an Erschöpfungssyndromen. Hierbei sollte das Epstein-Barr-Virus nicht außer Acht gelassen werden. Bei länger andauernden, nicht erklärbaren Beschwerden lohnt es sich auf jeden Fall dieses Virus genauer zu untersuchen. Eine Erstinfektion geht häufig mit einer Rachen-/Mandelentzündung, Lymphknotenschwellung des Halses und einer Hepatosplenomegalie einher. Das bedeutet, dass sich die Leber und die Milz vergrößern. Das Pfeiffersche Drüsenfieber wird auch als „kissing disease" bezeichnet, weil das Virus häufig beim Küssen übertragen wird. Bei einer späteren Reaktivierung kommt es im Gegensatz zum Herpes-simplex-Virus oder dem Varizella-zoster-Virus nicht zu Hauterscheinungen. Die Symptome sind eher unspezifisch. Patienten berichten über eine erhebliche Müdigkeit, wiederkehrende Infekt, unklare Temperaturerhöhungen, Gelenk- und Muskelschmerzen, aber auch über eine Schwellung der Lymphknoten im Halsbereich. Bei solchen chamäleonartigen Symptomen wäre eine Blutuntersuchung anzuraten und nach Antikörpern Ausschau zu halten. Hierfür sollten EBV-spezialisierte, moderne Labortests genutzt werden. Wenn sich eine Aktivierung des Epstein-Barr-Virus darstellt, muss therapiert werden, denn es gehört zu den potenziell onkogenen Viren. Es kann durch eine Förderung der Chromosomeninstabilität auch Krebs auslösen.

Therapeutisch eingesetzt werden die Optimierung der Vitamine und Mineralien aus der orthomolekularen Medizin, eine Darmsarnierung, die Mikroimmuntherapie oder das IHHT-Zelltraining. Das sind alles Therapien, um das Immunsystem wieder zu stärken.

Warum habe ich eine belegte Zunge?

Die Zunge besteht aus neun verschieden Muskeln. Wir brauchen sie zum Sprechen, Schlucken und Schmecken.

Es ist ein Mythos, dass die verschiedenen Geschmacksrichtungen nur an bestimmten Arealen der Zunge vorkommen, allerdings stimmt es, dass sie an diesen Bereichen besonders stark ausgeprägt sind. Wir unterscheiden fünf verschiedene Geschmacksrichtungen: süß ist besonders an der Spitze der Zunge ausgeprägt, sauer und salzig an den Rändern, bitter eher hinten und umami in der Mitte.

Für einen Arzt ist das genaue Betrachten der Zunge sehr wichtig, da verschiedene Verfärbungen oder Beläge Hinweise auf Erkrankungen geben können. Die Zunge, das Gehirn und die Organe sind über Nerven miteinander verbunden, sodass sich krankhafte Veränderungen auf der Zunge zeigen können.

Normalerweise ist unsere Zunge rosa und kann auch mal leicht belegt sein. In der Regel ist das nicht schlimm. Bei Erkältungen mit Fieber kann der Belag auch einmal stärker ausfallen. Das legt sich in der Regel wieder, wenn man den Infekt überstanden hat. Falls er nicht verschwinden sollte oder man keinen Infekt hat, könnte das an einem Pilzbefall liegen. Bei einer Mittelohrentzündung zeigt sich ein Belag häufig nur auf der Seite der Infektion und bei einer Erkrankung der Bauchspeicheldrüse bleibt die Rinne frei und der Belag ist nur außen erkennbar.

Unser Essen kann sich auch auf der Zunge ablegen. So können Verfärbungen durch Nahrung oder Getränke entstehen. Beeren z. B. verfärben die Zunge blau, auch Rotwein. Durch Tee kann sie braun werden und durch Kaffee und Nikotin auch einmal gelb bis hin zu schwarz. Hierfür wäre es sinnvoll, die Zunge auch regelmäßig zu bürsten.

Eine gelbe Zunge kann aber auch eine organische Ursache haben. Sie könnte z. B. auf eine Leber- oder Gallenproblematik hinweisen oder durch eine Magenschleimhautentzündung (Gastritis) entstehen.

Bei einer blauen Zunge sollte man auf jeden Fall den Ferritinwert, also das Speichereisen im Körper, bestimmen lassen. Treten dabei auch Symptome wie Müdigkeit oder Haarausfall auf, könnte das nämlich an einem Eisenmangel liegen.

Auch eine graue Zunge könnte durch einen Eisenmangel oder sogar durch eine Blutarmut (Anämie) hervorgerufen werden.

Zeigt sich die Zunge braun, wäre es ratsam, die Nieren oder den Darm zu checken. Eine Funktionsstörung dieser Organe kann nämlich die Ursache dafür sein.

Wenn die Zunge aussieht wie eine Himbeere oder eine Erdbeere, also rot mit hervorstehenden Papillen, dann haben Sie vermutlich Scharlach. Das ist eine durch Streptokokken verursachte, bakterielle Erkrankung, die meistens Kinder bekommen und die mit Fieber und einem Hautausschlag einhergeht.

Eine schwarz gefärbte Zunge kann neben den oben genannten Ursachen auch durch Medikamente, z. B. durch Antibiotika, oder durch ein geschwächtes Immunsystem entstehen.

Generell sollten Sie bei einer Verfärbung der Zunge zunächst überlegen, was Sie gegessen oder getrunken haben. Wenn Sie das weg lassen und die Zunge weiterhin verfärbt ist, können sich bei einem Arzt zur weiteren Diagnostik vorstellen.

Was ist von der Eissauna zu halten?

Letztes Jahr habe ich zum ersten Mal die Eissauna ausprobiert. Und was soll ich sagen? Ich bin begeistert. Anfangs hatte ich durchaus Respekt, weil mir gesagt wurde, dass es in der Kabine bis zu -196 ° Celsius werden wird. Und es war tatsächlich ganz schön kalt. Allerdings nicht so schlimm wie ich es mir vorgestellt hatte. Nach 3 min war es auch schon wieder vorbei.

Die Eissauna hat hervorragende Auswirkungen auf den Körper. Und da wir beim Thema Immunsystem sind, setze ich das auch mal an die erste Stelle. Das Immunsystem wird nämlich durch eine Erhöhung der Leukozyten, also der weißen Blutkörperchen, gestärkt, welche für die Bekämpfung von Viren und Bakterien wichtig sind. Das Infektionsrisiko wird durch die Abhärtung gemindert und Allergien gelindert aufgrund der Regulierung des Immunsystems.

Die anderen positiven Auswirkungen möchte ich nicht vorenthalten. Hierzu gehören die Schmerz- und Entzündungsreduktion bei Gelenkbeschwerden wie Arthritis, Arthrose oder dem Fibromyalgiesyndrom, weil die Ausschüttung von Adrenalin die Gefäße verengt und eine entzündungshemmende Wirkung eintritt.

Durch eine regelmäßige Kälteeinwirkung wird in Ihrem Körper zudem das braune Fettgewebe aktiviert. Hierbei handelt es sich um das gute Fettgewebe, in dem Fettsäuren und Glukose in Wärme umgewandelt werden. Zusätzlich wird weißes Fettgewebe abgebaut.

Zu den weiteren positiven Auswirkungen gehören die Linderung der Beschwerden bei Psoriasis oder Neurodermitis, aber auch die Verbesserung des allgemeinen Wohlbefindens bei Stress, Depressionen oder Schlafstörungen.

Ich habe auch schon gehört, dass die Eissauna bei Libido- und Potenzproblemen helfen kann.

Dass Kälte für den Körper gesund ist, hatte bereits der bayrische Pfarrer Sebastian Kneipp im 19. Jahrhundert festgestellt, der Patienten mit kalten Wickeln, Güssen oder Fußbädern behandelte, die noch heute ihre Anwendungen finden.

Was ist die „Wim-Hof-Methode"?

Wo wir gerade das Thema Kälte und deren Auswirkungen auf das Immunsystem behandelt haben, möchte ich Ihnen von einem Mann erzählen, von dem viele evtl. bereits gehört haben, aber die meisten nicht seinen Namen oder seine Methode kennen.

Es handelt sich dabei um Wim Hof, besser bekannt unter dem Namen „Iceman". Dieser niederländische Extremsportler erlangte Bekanntheit, nachdem er 1 h 52 min und 42 s in einer Eiswanne verweilte oder nur mit Shorts bekleidet den Mount Everest bestieg.

Wie aber kann ein Mensch das aushalten? Bei der Eissauna waren das für mich nur 3 min. Eine Universität bescheinigte Wim Hof, dass er über keine besondere genetische Voraussetzung verfügt, dass er die Kälte so gut aushält. Er erklärt es durch Training mit seiner selbstentwickelten Methode:

Die „Wim-Hof-Methode" beinhaltet eine spezielle Atemtechnik. Dafür müssen Sie 30- bis 40-mal tief ein- und ausatmen und danach die Luft für 1 min anhalten und das mehrere Runden wiederholen. Wichtig ist, dass Sie die Luft nach dem letzten Mal Ausatmen anhalten und nicht, wie man vielleicht denken kann, andersherum. Wenn Sie dann nicht mehr können, atmen Sie einmal ein und halten die Luft erneut für 10–15 s an, um anschließend nach neuerlichem Ausatmen die Luft wieder, solange Sie können, anzuhalten. Ich schaffe es mittlerweile durch dieses Training deutlich länger, die Luft anzuhalten. Danach empfiehlt er etwas Yoga oder Gymnastik, wobei es nicht so wichtig ist, welche Übungen man macht. Wichtig ist allerdings das Ganze mit einer kalten 30-sekündigen Dusche abzuschließen.

Wenn Sie das eine Zeitlang geübt haben, können Sie sich auch in die Eiswanne wagen.

Was tun bei Zeckenbiss? Ist das bedrohlich?

Zecken können harmlos sein, sie können aber auch Überträger von Krankheiten sein. Zu diesen Krankheiten gehören die Borreliose, verursacht durch Bakterien, nämlich den Borrelien, und die Frühsommermeningoenzephalitis (FSME), die durch ein Virus ausgelöst wird. Beide Krankheiten sind ernst, weil sie das Gehirn oder andere Organe betreffen können.

Wenn man nun eine Zecke an seinem Körper entdeckt, sollte man sie möglichst rasch entfernen oder entfernen lassen, weil mit zunehmender Saugdauer auch das Übertragungsrisiko steigt. Nach einem Aufenthalt im Freien ergibt es also Sinn, den Körper nach Zecken abzusuchen, am besten natürlich gegenseitig, da man an seinem eigenen Kopf oder am Rücken die kleinen Viecher auch gerne mal übersehen kann.

Wenn man nun eine Zecke entdeckt hat, sollte mal mit einer Zeckenpinzette oder einer Zeckenkarte die Zecke knapp über der Haut ergreifen und mit gleichmäßigem

Zug vorsichtig herausziehen. Alternativ kann man auch eine Pinzette mit angewinkelten Enden nutzen.

Nach dem Entfernen der Zecke sollten Sie die Stichstelle reinigen und desinfizieren. Früher hieß es, man solle die Zecke in eine bestimmte Richtung drehen oder Öl draufträufeln. Das sollten Sie auf keinen Fall tun. Dadurch kann sich die Zecke geärgert fühlen und vermehrt von ihrem möglicherweise infektiösen Speichel absondern. Auch sollte sie nicht gequetscht werden. Wer unsicher ist, sollte die Zeckenentfernung von einem Arzt durchführen lassen.

Ist die Zecke entfernt, muss man die Stichstelle im Verlauf beobachten. Tage bis Wochen danach tritt möglicherweise das erste Stadium der Borreliose mit dem Erythema migrans, der sog. Wanderröte, auf. Das ist eine schmerzlose Rötung der Haut, die nach 7 Tagen auftritt und dann 3 mm/Tag immer weiter ringförmig nach außen wandert. Des Weiteren können grippeähnliche Symptome wie Fieber, Kopf- oder Muskelschmerzen hinzukommen. Die weiteren Stadien der Borreliose beginnen nach Wochen bis Jahren und können zu Entzündungen der Gelenke, des Herzens oder einer Beteiligung des Nervensystems führen.

Labortechnisch kann man durch eine Blutuntersuchung die Antikörper bestimmen lassen. Diese sind allerdings erst nach ein paar Wochen nachweisbar. Daher sollte bei einem Auftreten der Wanderröte zügig mit einer antibiotischen Therapie gestartet werden. Bakterien können ja bekanntermaßen durch Antibiotika abgetötet werden. Aber trotzdem sollten Sie aufpassen, Borrelien kommen weltweit vor.

Antibiotika helfen bei Viren und der FSME nicht. Dafür kann man sich gegen sie impfen lassen. Diese Viren sind nicht deutschlandweit vertreten, man findet sie eher im Süden, d. h. im südlichen Hessen, in Thüringen und Sachsen sowie in großen Teile Bayerns und Baden-Württembergs. Wer ins Ausland fährt, sollte sich vorher erkundigen, ob das Reiseziel zu den FSME-Risikogebieten zählt.

Eine Grundimmunisierung besteht aus einem Impf-schema mit drei Impfungen. Erst eine, dann nach etwa einem Monat die zweite und eine dritte Impfung nach ca. 6–12 Monaten. Besteht das Ansteckungsrisiko weiter-hin, wäre nach 3 Jahren die erste Auffrischungsimpfung erforderlich. Danach dann weiter alle 5 Jahre. Ab einem Alter von 50–60 Jahren wird empfohlen, die Auffrischungs-impfung alle 3 Jahre zu wiederholen.

Wenn man ungeimpft durch eine Zecke mit dem FSME-Virus infiziert wird, können auch hier zunächst grippe-ähnliche Symptome auftreten. Eine ursächliche Therapie gibt es leider nicht. Häufig bilden sich die Beschwerden nach einigen Tagen zurück und die Krankheit ist über-standen. Bei ca. 10 % der Infizierten kommt es aber zu einem zweiten Schub, wobei das zentrale Nervensystem mit einer Entzündung des Gehirns, der Hirnhäute oder des Rückenmarks betroffen sein kann. Daher auch der Name Meningoenzephalitis. Die Meningen sind die Hirnhäute, Enzephalon bedeutet Gehirn und die griechische Endung „-itis" bedeutet immer Entzündung.

Am besten schützen Sie sich vor Zeckenstichen, indem Sie geschlossene Kleidung und feste Schuhe tragen, da sich Zecken vorwiegend im Gras oder im Gebüsch aufhalten. Sogenannte Repellents, also Insektenschutzmittel, kön-nen helfen.

Es heißt im Übrigen Zeckenstich und nicht Zeckenbiss. Zeckenbiss wird zwar häufiger benutzt, ist aber wissen-schaftlich falsch, da Zecken nicht beißen können.

Sind Pilze gesund?

Ja, Pilze können hilfreich sein. Hier muss ich aber sagen, dass das nicht bedeutet, dass Sie jetzt verschimmeltes Brot essen sollen und auch keine psychedelisch wirkenden

„magic mushrooms". Beide Pilzarten sind, wie Sie sich sicher vorstellen können, ganz und gar nicht gesund. Es gibt aber durchaus gesunde Pilze, die das Immunsystem stärken und den Körper in seinem Kampf gegen Bakterien, Viren und ungesunde Pilzen unterstützen können.

Zu diesen Medizinalpilzen gehören z. B. Reishi und Shiitake. In der traditionellen chinesischen Medizin (TCM) nehmen sie schon seit vielen Jahren eine zentrale Rolle ein. In der westlichen Welt sind sie aber leider noch etwas unbekannter und deswegen möchte ich sie gerne hier etwas genauer vorstellen.

Reishi ist ein Hefepilz, in dem Beta-Glukane enthalten sind. Das sind pflanzliche Ballaststoffe, die durch eine verstärkte Produktion von Abwehrzellen das Immunsystem stärken können, nämlich die T- und die B- Lymphozyten. Außerdem werden Zellenzyme angeregt, wodurch die Bildung von Immunzellen weiter verbessert wird.

Verschiedene wissenschaftliche Studien zeigten zudem, dass durch eine Neubildung von Gewebshormonen der Gesundheitszustand nach einer Virusinfektion verbessert werden konnte.

Wenn Sportler intensiv trainieren, wird die Anzahl der immunkompetenten Lymphozyten häufig vermindert, was eine erhöhte Infektanfälligkeit zur Folge hat. Durch Reishi kann das verhindert werden.

Shiitake enthält ebenfalls Beta-Glukane. Durch sie wird der Antikörper IgA auf den Oberflächen der Schleimhäute vermehrt gebildet. Außerdem kann durch die Produktion von IgG- und IgM-Antikörpern ein zusätzlicher immunologischer Schutz erreicht werden und die zu den weißen Blutkörperchen gehörenden T-Zellen und Makrophagen (Riesenfresszellen) können Bakterien, Viren und Pilze erfolgreicher bekämpfen. Lenthionin ist einer der Wirkstoffe in Shiitake, der antibakterielle Eigenschaften hat. Der

Geruch erinnert etwas an Knoblauch und macht daher den Shiitake zu einem sehr begehrten Speisepilz.

Wie bereits beschrieben, ist der Darm ein wichtiges Immunorgan. Und auch auf den Darm hat dieser Heilpilz positive Eigenschaften. Eine japanische Studie konnte 2007 beweisen, dass es durch die orale Supplementierung von Shiitake zu einer 40 %igen Erhöhung der Lymphozyten im Dünndarm kam.

Sie sehen also, dass diese Pilze einen großen Einfluss auf Ihren Körper und Ihr Immunsystem haben können und sogar komplementär in der Onkologie zur Bekämpfung von Krebs eingesetzt werden. Für wen die Hemmschwelle, die Pilze als Ganzes zu konsumieren, zu groß ist, für den gibt es diese mittlerweile auch konzentriert in Kapseln.

7

Weiterführende Literatur

Asokan S et al (2009) Effect of oil pulling on plaque induced gingivitis: a randomized, controlled, triple-blind study. Indian J Dent Res 20(1):47–51

Asokan S et al (2011) Effect of oil pulling on halitosis and microorganisms causing halitosis: a randomized controlled pilot trial. J Indian Soc Pedod Prev Dent 29(2):90–94

Balestrino M (2019) Beyond sports: efficacy and safety of creatine supplementation in pathological or paraphysiological conditions of brain and muscle. Med Res Rev 39(6):2427–2459. https://doi.org/10.1002/med.21590. Epub 2019 Apr 23

Bannai M, Kawai N (2012) New therapeutic strategy for amino acid medicine: glycine improves the quality of sleep. J Pharmacol Sci 118(2):145–148

Bannai M et al (2012) The effects of glycine on subjective daytime performance in partially sleep-restricted healthy volunteers. Front Neurol 3:61

Barrager E et al (2002) A multicentered, open-label trial on the safety and efficacy of methylsulfonylmethane in the treatment of seasonal allergic rhinitis. J Altern Complement Med 8(2):167–173

Bharti VK et al (2016) Ashwagandha: multiple health benefits. Nutraceuticals – efficacy, safety and toxicity. Academic/Elsevier, Amsterdam

© Der/die Autor(en), exklusiv lizenziert durch Springer-Verlag GmbH, **211**
DE, ein Teil von Springer Nature 2021
D. Harbs, *Immun, fit und gesund – ohne Medikamente*,
https://doi.org/10.1007/978-3-662-62751-8_7

Beard J, Tobin B (2000) Iron status and exercise. Am J Clin Nutr 72(2 Suppl):594S–597S

Bekdash RA (2016) Choline and the brain: an epigenetic perspective. Adv Neurobiol 12:381–399. https://doi.org/1 0.1007/978-3-319-28383-8_21

Besag FMC et al (2019) Adverse events associated with melatonin for the treatment of primary or secondary sleep disorders: a systematic review. CNS Drugs 33(12):1167–1186. https://doi.org/10.1007/s40263-019-00680-w

Biesalski HK et al (2002) Vitamine Spurenelemente und Mineralstoffe: Prävention und Therapie mit Mikronährstoffen, 1. Aufl. Georg Thieme KG, Stuttgart

Biesalski HK (2007) Bjelakovic-Studie über Vitamin-Gefahr: „Angebliche Gefahr durch Vitamine ist nichts als Wissenschaftspopulismus". Hippokrates, Stuttgart

Bjelakovic G (2007) Mortality in randomized trials of antioxidant supplements for primary and secondary prevention: systematic review and meta-analysis. JAMA 297(8):842–857. https://doi.org/10.1001/jama.297.8.842

Blanc RS (2017) Regenerating muscle with arginine methylation. Transcription 8(3):175–178. https://doi.org/ 10.1080/21541264.2017.1291083. Epub 2017 Feb 17

Blomstrand E et al (2006) Branched-chain amino acids activate key enzymes in protein synthesis after physical exercise. J Nutr 136(1 Suppl):269S–273S

Blumenfeld AM et al (2019) Effects of onabotulinumtoxinA treatment for chronic migraine on common comorbidities including depression and anxiety. J Neurol Neurosurg Psychiatry 90(3):353–360. https://doi.org/10.1136/ jnnp-2018-319290. Epub 2019 Jan 10

Bogden JD (2004) Influence of zinc on immunity in the elderly. J Nutr Health Aging 8(1):48–54

Bosy-Westphal A et al (2013) What makes a BIA equation unique? Validity of eight-electrode multifrequency

BIA to estimate body composition in a healthy adult population. Eur J Clin Nutr 67(S1):S14

Bosy-Westphal A et al (2017) Quantification of whole-body and segmental skeletal muscle mass using phase-sensitive 8-electrode medical bioelectrical impedance devices. Eur J Clin Nutr 71(9):1061

Brien S et al (2008) Systematic review of the nutritional supplements dimethyl sulfoxide (DMSO) and methyl-sulfonylmethane (MSM) in the treatment of osteoarthritis. Osteoarthr Cartil 16(11):1277–1288

Brinkworth GD, Buckley JD (2003) Concentrated bovine colostrum protein supplementation reduces the incidence of self-reported symptoms of upper respiratory tract infection in adult males. Eur J Nutr 42(4):228–232

Bruyère O et al (2016) Efficacy and safety of glucosamine sulfate in the management of osteoarthritis: evidence from real-life setting trials and surveys. Semin Arthritis Rheum 45(4 Suppl):S12–S17

Bravo R et al (2013) Tryptophan-enriched cereal intake improves nocturnal sleep, melatonin, serotonin, and total antioxidant capacity levels and mood in elderly humans. Age (Dordr) 35(4):1277–1285

Bujar J (2012) Wie ich mit Hopfen und Malz meinen Kilos den Kampf ansagte. Ullstein, Berlin

Calamia V et al (2010) Pharmacoproteomic study of the effects of chondroitin and glucosamine sulfate on human articular chondrocytes. Arthritis Res Ther 12(4):R138

Carmona JJ, Michan S (2016) Biology of Healthy Aging and Longevity. Rev Investig Clin 68(1):7–16

Caso G et al (2007) Effect of coenzyme q10 on myopathic symptoms in patients treated with statins. Am J Cardiol 99(10):1409–1412

Calderon-Ospina CA et al (2019) Effect of combined diclofenac and B vitamins (thiamine, pyridoxine, and cyanocobalamin) for low back pain management: systematic review and meta-analysis. Pain Med. https://doi.org/10.1093/pm/pnz216

Cesarone MR et al (2007) Prevention of influenza episodes with colostrum compared with vaccination in healthy and high-risk cardiovascular subjects: the epidemiologic study in San Valentino. Clin Appl Thromb Hemost 13(2):130–136

Chapa-Oliver AM, Mejía-Teniente L (2016) Capsaicin: from plants to a cancer-suppressing agent. Molecules 21(8):931. https://doi.org/10.3390/molecules21080931. PMID: 27472308

Chobotova K et al (2010) Bromelain's activity and potential as an anticancer agent: current evidence and perspectives. Cancer Lett 290(2):148–156

Cingi C et al (2018) Jetlag related sleep problems and their management: a review. Travel Med Infect Dis 24:59–64. https://doi.org/10.1016/j.tmaid.2018.05.008. Epub 2018 May 19

Collaborative Group on Hormonal Factors in Breast Cancer (2019) Type and timing of menopausal hormone therapy and breast cancer risk: individual participant meta-analysis of the worldwide epidemiological evidence. Lancet 394(10204):1159–1168. https://doi.org/10.1016/S0140-6736(19)31709-X. Epub 2019 Aug 29

Colín-Val Z et al (2017) DHEA increases epithelial markers and decreases mesenchymal proteins in breast cancer cells and reduces xenograft growth. Toxicol Appl Pharmacol 333:26–34. https://doi.org/10.1016/j.taap.2017.08.002. Epub 2017 Aug 10

Coppen A, Bolander-GouailleC (2005) Treatment of depression: time to consider folic acid and vitamin B12. J Psychopharmacol 19(1):59–65

Costa LG et al (2016) Mechanisms of neuroprotection by quercetin: counteracting oxidative stress and more. Oxidative Med Cell Longev 2016:2986796

Cruz-Jentoft AJ et al (2019) Nutritional strategies for maintaining muscle mass and strength from middle age to later life: a narrative review. Maturitas 132:57–64. https://doi.org/10.1016/j.maturitas.2019.11.007. Epub 2019 Nov 27

David-Raoudi M et al (2009) Chondroitin sulfate increases hyaluronan production by human synoviocytes through differential regulation of hyaluronan synthases: role of p38 and Akt. Arthritis Rheum 60(3):760–770

Davison G, Diment BC (2010) Bovine colostrum supplementation attenuates the decrease of salivary lysozyme and enhances the recovery of neutrophil function after prolonged exercise. Br J Nutr 103(10):1425–1432

Depino AM et al (2008) GABA homeostasis contributes to the developmental programming of anxiety-related behavior. Brain Res 1210:189–199

DiBaise JK et al (2008) Gut microbiota and its possible relationship with obesity. Mayo Clin Proc 83(4):460–469

Dörrschuck A (2010) Colostrum im Vergleich zu Proleukin im Tumor-Killing Test. Daten ermittelt in einer internen Studie von der GANZIMMUN Diagnostics AG, Mainz

Dolan E et al (2019) Beyond muscle: the effects of creatine supplementation on brain creatine, cognitive processing, and traumatic brain injury. Eur J Sport Sci 19(1):1–14. https://doi.org/10.1080/17461391.2018.1500644. Epub 2018 Aug 7

Dong JY et al (2011) Effect of oral L-arginine supplementation on blood pressure: a meta-analysis of randomized, double-blind, placebo-controlled trials. Am Heart J 162(6):959–965

Dulloo AG et al (2000) Green tea and thermogenesis: interactions between catechin-polyphenols, caffeine and sympathetic activity. Int J Obes Relat Metab Disord 24(2): 252–258

Edakkanambeth Varayil J et al (2014) Over-the-counter enzyme supplements: what a clinician needs to know. Mayo Clin Proc 89(9):1307–1312

EFSA (2016) Creatine in combination with resistance training and improvement in muscle strength: evaluation of a health claim pursuant to Article 13(5) of Regulation (EC) No 1924/2006. EFSA J 14(2):4400

Elsawy et al (2014) Effect of choline supplementation on rapid weight loss and biochemical variables among female taekwondo and judo athletes. Kinet 40:77–82. https://doi.org/10.2478/hukin-2014-0009. eCollection 2014 Mar 27

Flowers J et al (2009) Clinical evidence supporting the use of an activated clinoptilolite suspension as an agent to increase urinary excretion of toxic heavy metals. Nutr Diet Suppl 1:11–18

Fujita S, Volpi E (2006) Amino acids and muscle loss with aging. J Nutr 136(1 Suppl):277S–280S

Furchgott RF (1989) Endothelium-derived relaxing and contracting factors. FASEB J 3(9):2007–2018

Gandy JJ et al (2015) Potentiated clinoptilolite reduces signs and symptoms associated with veisalgia. Clin Exp Gastroenterol 8:271–277

Gaul C et al (2015) Improvement of migraine symptoms with a proprietary supplement containing riboflavin, magnesium and Q10: a randomized, placebo-controlled, double-blind, multicenter trial. J Headache Pain 16:516. https://doi.org/10.1186/s10194-015-0516-6.   Epub 2015 Apr 3

Grabowska W et al (2017) Sirtuins, a promising target in slowing down the ageing process. Biogerontology 18(4):447–476

Gröber U (2011) Mikronährstoffe. Metabolic Tuning – Prävention – Therapie, Wissenschaftliche Verlagsgesellschaft, Stuttgart

Gröber U (2002) Orthomolekulare Medizin. Ein Leitfaden für Apotheker und Ärzte. Wissenschaftliche Verlagsgesellschaft, Stuttgart

Gutiérrez-Hellín J (2018) Effects of p-Synephrine and Caffeine Ingestion on Substrate Oxidation during Exercise. Med Sci Sports Exerc. 50(9):1899–1906. https://doi.org/10.1249/MSS.0000000000001653. PMID: 29727404

Henriksson J (1991) Effect of exercise on amino acid concentrations in skeletal muscle and plasma. J Exp Biol 160:149–165

Henrotin Y et al (2010) Chondroitin sulfate in the treatment of osteoarthritis: from in vitro studies to clinical recommendations. Ther Adv Musculoskelet Dis 2(6):335–348

Hirahashi T et al (2002) Activation of the innate immune system by Spirulina: augmentation of interferon production and NK cytotoxicity by oral administration of hot water extract of Spirulina patensis. Int Immuno pharmacol 2(4):423–434

Hochberg MC et al (2016) Combined chondroitin sulfate and glucosamine for painful knee osteoarthritis: a multicentre, randomised, double-blind, non-inferiority trial versus celecoxib. Ann Rheum Dis 75(1):37–44

Hsu HY et al (2008) Reishi immuno-modulation protein induces interleukin-2 expression via protein kinase-dependent signaling pathways within human T cells. J Cell Physiol 215(1):15–26

Hursel R et al (2009) The effects of green tea on weight loss and weight maintenance: a meta-analysis. Int J Obes

33(9):956–961.   https://doi.org/10.1038/ijo.2009.135. Epub 2009 July 14

Hwang SLet al. (2012) Neuroprotective effects of citrus flavonoids. J Agric Food Chem 60(4):877–885

Janssens PL (2014) Capsaicin increases sensation of fullness in energy balance, and decreases desire to eat after dinner in negative energy balance. Appetite 77:44–49. https://doi.org/10.1016/j.appet.2014.02.018. Epub 2014 Mar 12

Jensen B et al (2019) Limitations of Fat-Free Mass for the Assessment of Muscle Mass in Obesity. Obes Facts 12(3):307–315

Jensen B et al (2018) Ethnic differences in fat and muscle mass and their implication for interpretation of bioelectrical impedance vector analysis. Appl Physiol Nutr Metab 44(6):619–626

Iggena D et al (2017) Melatonin restores hippocampal neural precursor cell proliferation and prevents cognitive deficits induced by jet lag simulation in adult mice. J Pineal Res. https://doi.org/10.1111/jpi.12397

Izquierdo M et al (2002) Effects of creatine supplementation on muscle power, endurance, and sprint performance. Med. Sci Sports Exerc 34(2):332–343. https://doi.org/10.1097/00005768-200202000-00023

Kendler BS (2006) Supplemental conditionally essential nutrients in cardiovascular disease therapy. J Cardiovasc Nurs 21(1):9–16

Kim J (2017) Piperine enhances carbohydrate/fat metabolism in skeletal muscle during acute exercise in mice. Nutr Metab (Lond) 14:43. https://doi.org/10.1186/s12986-017-0194-2. eCollection 2017

Klein G et al (2006) Efficacy and tolerance of an oral enzyme combination in painful osteoarthritis of the hip. A double-blind, randomised study comparing oral enzymes with non-steroidal anti-inflammatory drugs. Clin Exp Rheumatol 24(1):25–30

König J et al (2017) Randomized clinical trial: effective gluten degradation by *Aspergillus niger*-derived enzyme in a complex meal setting. Sci Rep 7:1

Kongtharvonskul J et al (2015) Efficacy and safety of glucosamine, diacerein, and NSAIDs in osteoarthritis knee: a systematic review and network meta-analysis. Eur J Med Res 20(1):24

Lamprecht M et al (2015) Effects of zeolite supplementation on parameters of intestinal barrier integrity, inflammation, redoxbiology and performance in aerobically trained subjects. J Int Soc Sports Nutr 12:40

Lazzeri M et al (1994) Intraurethrally infused capsaicin induces penile erection in humans. Scand J Urol Nephrol 28(4):409–412. https://doi.org/10.3109/00365599409180522

Le Chatelier E et al (2013) Richness of human gut microbiome correlates with metabolic markers. Nature 500(7464):541–546. https://doi.org/10.1038/nature12506

Leach MJ, Page AT (2015) Herbal medicine for insomnia: a systematic review and meta-analysis. Sleep Med Rev 24:1–12

Lee LO et al (2019) Optimism is associated with exceptional longevity in 2 epidemiologic cohorts of men and women. Proc Natl Acad Sci U S A 116(37):18357–18362. https://doi.org/10.1073/pnas.1900712116. Epub 2019 Aug 26

Li P et al (2007) Amino acids and immune function. Br J Nutr 98(2):237–252

Linnane AW et al (2002) Human aging and global function of coenzyme Q10. Ann N Y Acad Sci 959:396–411; discussion 463–465

Lönnerdal B (2009) Soybean ferritin: implications for iron status of vegetarians. Am J Clin Nutr 89(5):1680S–1685S

Lorin J et al (2014) Arginine and nitric oxide synthase: regulatory mechanisms and cardiovascular aspects. Mol Nutr Food Res 58(1):101–116

Mao TK et al (2005) Effects of Spirulina-based supplements on cytokine production from allergic rhinitis patients. J Med Food 8(1):27–30

McCubrey JA et al (2017) Effects of resveratrol, curcumin, berberine and other nutraceuticals on aging, cancer development, cancer stem cells and microRNAs. Aging (Albany NY) 9(6):1477–1536

Mishima T et al (1998) Inhibition of tumor invasion and metastasis by calcium spirulan (Ca-SP), a novel sulfated polysaccharide derived from a blue-green alga, Spirulina platensis. Clin Exp Metastasis 16(6):541–550. https://doi.org/10.1023/a:1006594318633

Mizuno K et al (2008) Antifatigue effects of coenzyme Q10 during physical fatigue. Nutrition 24(4):293–299

Moller I et al (2009) LB012 oral administration of a natural extract rich in hyaluronic acid for the treatment of knee OA with synovitis: a retrospective cohort study. Clin Nutr Suppl 4(2):171–172

Moss MB et al (2004) Diminished L-arginine bioavailability in hypertension. Clin Sci (Lond) 107(4):391–397

Miyazawa T et al (2018) Curcumin and piperine supplementation of obese mice under caloric restriction modulates body fat and interleukin-1beta. Nutr Metab (Lond) 15:12. https://doi.org/10.1186/s12986-018-0250-6. eCollection 2018. PMID: 29445415

Muckelbauer R et al (2013) Association between water consumption and body weight outcomes: a systematic review. Am J Clin Nutr 98(2):282–299. https://doi.org/10.3945/ajcn.112.055061

Naeem H (2020) Efficiency of proteolytic enzymes in treating lumbar spine osteoarthritis (low back pain) patients and its effects on liver and kidney enzymes. J Pharm Sci 33(Suppl 1):371–378

Negro M et al (2019) Effects of 12 weeks of essential amino acids (EAA)-based multi-ingredient nutritional supplementation on muscle mass, muscle strength, muscle power and fatigue in healthy elderly subjects: a randomized controlled double-blind study. J Nutr Health Aging 23(5):414–424. https://doi.org/10.1007/s12603-019-1163-4

Omura Y (2005) Beneficial effects and side effects of DHEA: true anti-aging and age-promoting effects, as well as anti-cancer and cancer-promoting effects of DHEA evaluated from the effects on the normal and cancer cell telomeres and other parameters. Acupunct Electrother Res 30(3-4):219–261. https://doi.org/10.3727/036012905815901226

Oyama JI et al (2017) EGCG, a green tea catechin, attenuates the progression of heart failure induced by the heart/muscle-specific deletion of MnSOD in mice. J Cardiol 69(2):417–427. https://doi.org/10.1016/j.jjcc.2016.05.019. Epub 2016 Jun 30

Paradis ME et al (2015) Impact of systemic enzyme supplementation on low-grade inflammation in humans. Pharma Nutr 3(3):83–88

Peine S et al (2013) Generation of normal ranges for measures of body composition in adults based on bioelectrical impedance analysis using the seca mBCA. Int J Body Compos Res 11:67–76

Penso L et al (2020) Association between adult acne and dietary behaviors: findings from the NutriNet-Sante prospective cohort study. JAMA Dermatol 156(8):854–862. https://doi.org/10.1001/jamadermatol.2020.1602

Peters L et al (2015) The effect of dietary intake of vitamin B6 on sleep quality and insomnia. Eur Neuropsychopharmacol 25(S2):654–655

Potgieter W et al (2014) Potentiated clinoptilolite: artificially enhanced aluminosilicate reduces symptoms associated with endoscopically negative gastroesophageal reflux disease and nonsteroidal anti-inflammatory drug induced gastritis. Clin Exp Gastroenterol 7:215–220

Powers M (2012) GABA supplementation and growth hormone response. Med Sport Sci 59:36–46. https://doi.org/10.1159/000341944. Epub 2012 Oct 15

Provenza JR et al (2015) Combined glucosamine and chondroitinsulfate, once or three times daily, provides clinically relevant analgesia in knee osteoarthritis. Clin Rheumatol 34(8):1455–1462

Ra SG et al (2013) Combined effect of branched-chain amino acids and taurine supplementation on delayed onset muscle soreness and muscle damage in high-intensity eccentric exercise. J Int Soc Sports Nutr 10(1):51. https://doi.org/10.1186/1550-2783-10-51

Reeds PJ, Garlick PJ (2003) Protein and amino acid requirements and the composition of complementary foods. J Nutr 133(9):2953S–2961S

Reinbach HC (2009) Effects of capsaicin, green tea and CH-19 sweet pepper on appetite and energy intake in humans in negative and positive energy balance. Nutrition 28(3):260–265. https://doi.org/10.1016/j.clnu.2009.01.010. Epub 2009 Apr 3

Reljic D et al (2020) Phase angle and vector analysis from multifrequency segmental bioelectrical impedance analysis: new reference data for older adults. J Physiol Pharmacol 71(4)

Riddle ES et al (2016) Amino acids in healthy aging skeletal muscle. Front Biosci (Elite Ed) 8:326–350

Römmler A (2004) Substitution mit DHEA – klinische Studien bei Mann und Frau. Zeitschrift für Orthomolekulare Medizin 3:12–16

Rondanelli M et al (2016) Whey protein, amino acids, and vitamin D supplementation with physical activity increases fat-free mass and strength, functionality, and quality of life and decreases inflammation in sarcopenic elderly. Am J Clin Nutr 103(3):830–840. https://doi.org/10.3945/ajcn.115.113357. Epub 2016 Feb 10

Rosenfeldt FL et al (2007) Coenzyme Q10 in the treatment of hypertension: a meta-analysis of the clinical trials. J Hum Hypertens 21(4):297–306

Sawicki GS et al (2020) The exoskeleton expansion: improving walking and running economy. J Neuroeng Rehabil 17(1):25. https://doi.org/10.1186/s12984-020-00663-9

Salden BN et al (2015) „Randomised clinical study. Aspergillus niger-derived enzyme digests gluten in the stomach of healthy volunteers", Aliment Pharmacol Ther 42(3):273–285

Schmidtbleicher D, Schmidt L (2001) Effekt von Colostrum auf die Maximalkraft der Skelettmuskulatur. Ergebnisse einer mehrwöchigen Doppel-Kreuz-Blindstudie

Schlienger JL et al (2002) DHEA: an unknown star.Rev. Med Int 23(5):436–446. https://doi.org/10.1016/s0248-8663(02)00591-x

Schroeder S et al (2017) Effectiveness of Acupuncture Therapy on Stress in a Large Urban College Population. J Acupunct Meridian Stud 10(3):165–170. https://doi.org/10.1016/j.jams.2017.01.002. Epub 2017 Jan 16

Schmidbauer C, Hofstätter G (2020) Mikronährstoffcoach®. Das große Biogena-Kompendium der Nährstoffe, 4. Aufl. Verlagshaus der Ärzte

Schütze M et al (2009) Beer consumption and the ‚beer belly': scientific basis or common belief? Eur J Clin Nutr 63:1143–1149

Shen J et al (2007) Potentiation of intestinal immunity by micellary mushroom extracts. Biomed Res 28(2): 71–77

Shimomura Y et al (2006) Nutraceutical effects of branched-chain amino acids on skeletal muscle. J Nutr 136(2):529S–532S

Shing CM et al (2006) The influence of bovine colostrum supplementation on exercise performance in highly trained cyclists. Br J Sports Med 40(9):797–801

Silber BY, Schmitt JA (2010) Effects of tryptophan loading on human cognition, mood, and sleep. Neurosci Biobehav Rev 34(3):387–407

Skulas-Ray A et al (2019) Omega-3 fatty acids for the management of hypertriglyceridemia: a science advisory from the American Heart Association. Circulation 140(12):e673–e691. https://doi.org/10.1161/CIR.0000000000000709. Epub 2019 Aug 19

Smith RN et al (2014) A review of creatine supplementation in age-related diseases: more than a supplement for athletes. F1000Res 3:222. https://doi.org/10.12688/f1000research.5218.1. eCollection 2014

Smith AD et al (2010) Homocysteine-lowering by B vitamins slows the rate of accelerated brain atrophy in mild cognitive impairment: a randomized controlled trial. PLoS One 5(9):e12244

Snitker S et al (2009) Effects of novel capsinoid treatment on fatness and energy metabolism in humans: possible pharmacogenetic implications. Am J Clin Nutr 89(1):45–50. https://doi.org/10.3945/ajcn.2008.26561

Stohs SJ (2017) Safety, efficacy, and mechanistic studies regarding citrus aurantium (Bitter Orange) extract and p-Synephrine. Phytother Res 31(10):1463–1474. https://doi.org/10.1002/ptr.5879. Epub 2017 July 28. PMID: 28752649

Swithers S (2008) A role for sweet taste: calorie predictive relations in energy regulation by rats. Behav Neurosci 122(1):161–173. https://doi.org/10.1037/0735-7044.122.1.161

Swithers S (2013) Artificial sweeteners produce the counterintuitive effect of inducing metabolic derangements. Trends Endocrinol Metab 24(9):431–441. https://doi.org/10.1016/j.tem.2013.05.005

Swithers S (2015) Not so sweet revenge: unanticipated consequences of high-intensity sweeteners. Behav Anal 38(1):1–17. https://doi.org/10.1007/s40614-015-0028-3. eCollection

Tardy AL et al (2020) Vitamins and minerals for energy, fatigue and cognition: a narrative review of the biochemical and clinical evidence. Nutrients 12(1):228. https://doi.org/10.3390/nu12010228

Tujioka K et al (2007) Dietary gamma-aminobutyric acid affects the brain protein synthesis rate in young rats. Amino Acids 32(2):255–260

Usha PR, Naidu MU (2004) Randomised, double-blind, parallel, placebo-controlled study of oral glucosamine, methylsulfonylmethane and their combination in osteoarthritis. Clin Drug Investig 24(6):353–363

Valenzuela PL et al (2019) Supplements with purported effects on muscle mass and strength. Eur J Nutr 58(8):2983–3008. https://doi.org/10.1007/s00394-018-1882-z. Epub 2019 Jan 2

Volpi E et al (2003) Essential amino acids are primarily responsible for the amino acid stimulation of muscle protein anabolism in healthy elderly adults. Am J Clin Nutr 78(2):250–258

Wang GJ et al (2009) Evidence of gender differences in the ability to inhibit brain activation elicited by food stimulation. Proc Natl Acad Sci U S A 106(4):1249–1254. https://doi.org/10.1073/pnas.0807423106. Epub 2009 Jan 21

Wiebe N et al (2011) A systematic review on the effect of sweeteners on glycemic response and clinically relevant outcomes. BMC Med 9:123

Worm N, Teutsch M (2018) Leberfasten nach Dr. Worm, Trias

Yonamine CY et al (2017) Resveratrol Improves Glycemic Control in Type 2 Diabetic Obese Mice by Regulating Glucose Transporter Expression in Skeletal Muscle and Liver. Molecules 22(7)

Zankl H (2004) Der große Irrtum: Wo die Wissenschaft sich täuschte. Primus, Darmstadt

Zeisel SH (2004) Nutritional importance of choline for brain development. J Am Coll Nutr 23(6 Suppl): 621S–626S. https://doi.org/10.1080/07315724.2004.10719433

Zhang S et al (2019) Application of capsaicin as a potential new therapeutic drug in human cancers. J Clin Pharm Ther 45(1):16-28. doi: https://doi.org/10.1111/jcpt.13039. Epub 2019 Sept 23

Zheng J et al (2017) Dietary capsaicin and its anti-obesity potency: from mechanism to clinical implications. Biosci Rep 37(3):BSR20170286. https://doi.org/10.1042/BSR20170286. Print 2017 June 30

Zsiborás C et al (2017) Capsaicin and capsiate could be appropriate agents for treatment of obesity: a meta-analysis of human studies. Crit Rev Food Sci Nutr 58(9):1419–1427. https://doi.org/10.1080/10408398.2016.1262324. Epub 2017 June 12

Stichwortverzeichnis

© Der/die Herausgeber bzw. der/die Autor(en), exklusiv lizenziert durch **227**
Springer-Verlag GmbH, DE, ein Teil von Springer Nature 2021
D. Harbs, *Immun, fit und gesund – ohne Medikamente*,
https://doi.org/10.1007/978-3-662-62751-8

Printed in the United States
by Baker & Taylor Publisher Services